Zeitbombe Zuckerkrankheit

So entschärfen Sie die Gefahr Diabetes

Univ.-Prof. Dr. Thomas C. Wascher, Prim. Dr. Reinhold Pongratz

Gesund werden. Gesund bleiben. Band 6/3. Auflage

Eine Buchreihe des Hauptverbandes der österreichischen Sozialversicherungsträger für Patientinnen und Patienten sowie deren Angehörige

Copyright: MedMedia Verlags Ges.m.b.H.
Herausgeber: Hauptverband der österreichischen Sozialversicherungsträger
Projektleitung: Karin Duderstadt, MedMedia Verlags Ges.m.b.H.
Grafische Gestaltung: creativedirector.cc lachmair gmbh, www.creativedirector.cc
Lektorat: Mag. Andrea Crevato
Verlag: MedMedia Verlag und Mediaservice Ges.m.b.H., Seidengasse 9/Top 1.1,
A-1070 Wien, Tel.: +43/1/407 31 11-0, E-Mail: office@medmedia.at, www.medmedia.at
Druck: „agensketterl" Druckerei GmbH, Mauerbach

3. Auflage 2016
ISBN: 978-3-950-42254-2

Soweit in dieser Publikation personenbezogene Ausdrücke verwendet werden, umfassen sie Frauen und Männer gleichermaßen.

Bildnachweis: fotolia.com, shutterstock.com, iStockphoto.com

Angaben über Dosierungen, Applikationsformen und Indikationen von pharmazeutischen Spezialitäten müssen vom jeweiligen Anwender auf ihre Richtigkeit überprüft werden. Trotz sorgfältiger Prüfung übernehmen Medieninhaber und Herausgeber keinerlei Haftung für drucktechnische und inhaltliche Fehler.

AUTOREN

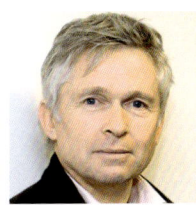

Univ.-Prof. Dr. Thomas C. Wascher

Präsident der Österreichischen Diabetes Gesellschaft;
1. Medizinische Abteilung, Fachbereich Diabetes,
Hanusch-Krankenhaus der Wiener Gebietskrankenkasse

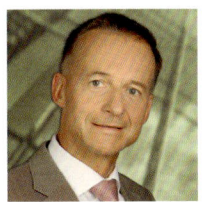

Prim. Dr. Reinhold Pongratz, MBA

Leitender Arzt der Steiermärkischen Gebietskrankenkasse;
Facharzt für Innere Medizin und Rheumatologie

REDAKTION

Hannelore Mezei

MedMedia Verlag, Wien

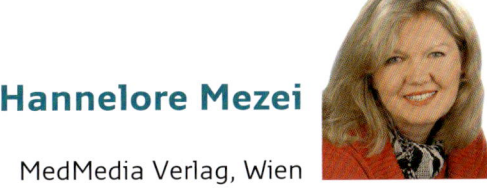

Der erste Schritt zu guter Lebensqualität

Erst ein knappes halbes Jahr ist es her, dass die zweite Auflage des Ratgebers „Zeitbombe Zuckerkrankheit" aus der erfolgreichen Buchreihe „Gesund werden.Gesund bleiben" des Hauptverbandes der österreichischen Sozialversicherungsträger erschienen ist. Und schon halten Sie hier die dritte Auflage in Händen! Das Interesse von Patientinnen und Patienten an diesem wichtigen Thema ist derart groß, dass bereits nach so kurzer Zeit eine Neuauflage ins Auge gefasst wurde.

Wir freuen uns darüber aus mehreren Gründen ganz besonders:

→ Je früher sich Menschen, die zu Diabetes neigen bzw. schon daran leiden, mit ihrer Krankheit beschäftigen, umso erfolgreicher gestaltet sich die Behandlung bzw. Vorbeugung.

→ Wer diesen informativen und gut verständlich geschriebenen Patientenratgeber liest, ist zweifellos motiviert, selbst zur Therapie beizutragen.

→ Das ist auch deshalb von immenser Bedeutung, weil nicht nur Diabetes allein ein Problem darstellt, sondern mit der Krankheit schwere Begleit- und Folgeerkrankungen wie Herzinfarkt, Schlaganfall oder Nierenversagen einhergehen.

Der erste Schritt, um trotz Zuckerkrankheit möglichst lange ein selbstbestimmtes Leben mit guter Lebensqualität zu führen, ist umfassende Information. Und diese Information bietet Ihnen das vorliegende Buch.

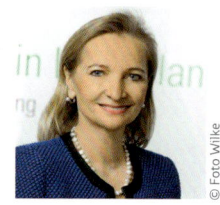

Mag.ᵃ Ulrike Rabmer-Koller

Vorsitzende des Verbandsvorstands, Hauptverband der österreichischen Sozialversicherungsträger

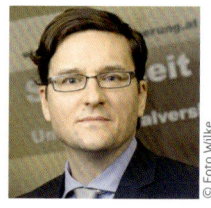

Mag. Alexander Hagenauer,

MPM, Generaldirektor-Stv., Hauptverband der österreichischen Sozialversicherungsträger

Mag.ᵃ Ulrike Rabmer-Koller   *Mag. Alexander Hagenauer, MPM*

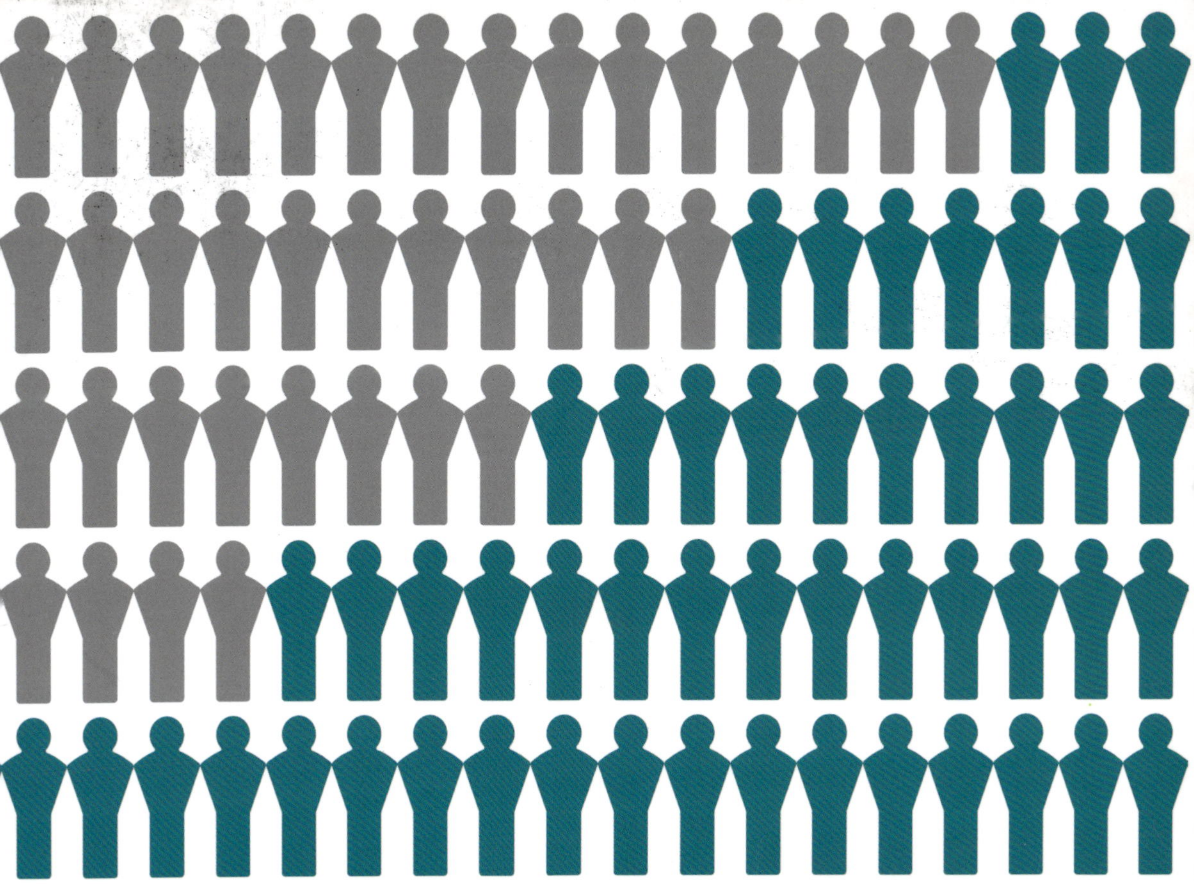

Zeitbombe Zuckerkrankheit

So entschärfen Sie die Gefahr Diabetes

Univ.-Prof. Dr. Thomas C. Wascher, Prim. Dr. Reinhold Pongratz

Gesund werden. Gesund bleiben. Band 6/3. Auflage

Eine Buchreihe des Hauptverbandes
der österreichischen Sozialversicherungsträger
für Patientinnen und Patienten sowie deren Angehörige

Diabetes betrifft uns alle!

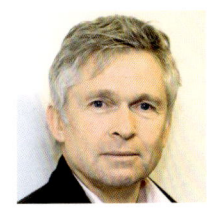

Mehr als 600.000 Menschen in Österreich sind von Diabetes mellitus – der „Zuckerkrankheit" – betroffen. Den überwiegenden Anteil – rund 90% – stellen dabei die Typ-2-Diabetiker dar.

Wenn Sie, geschätzte Leserin, geschätzter Leser, dieses Buch nicht aus eigenem Interesse, aus eigener Betroffenheit zur Hand genommen haben, dann möglicherweise deshalb, weil es unter Ihren Verwandten oder Freunden Betroffene gibt.

Typ-2-Diabetes ist eine chronische Erkrankung, die eine lebenslange Auseinandersetzung erfordert, um sie erfolgreich im Alltag bewältigen zu können. Einen wichtigen Beitrag dazu kann Wissen leisten. Das Wissen um Ursachen, Vorbeugung und Behandlung der Erkrankung, aber auch um die besondere Bedeutung eines gesunden Lebensstils kann zur langfristigen Optimierung der Gesundheit beitragen.

Genau zu diesem Zweck haben wir dieses Buch verfasst. Es soll Ihnen, den Leserinnen und Lesern, jene Informationen bereitstellen, die notwendig sind, um die Krankheit Diabetes Typ 2 besser zu verstehen, aber auch, um allen Betroffenen ein besseres, gesünderes Leben mit der Erkrankung zu ermöglichen.

Wir wünschen Ihnen eine interessante Lektüre und hoffen, Ihren Anspruch an dieses Buch erfüllen zu können!

**Univ.-Prof. Dr. Thomas C. Wascher
Präsident der Österreichischen Diabetes Gesellschaft**

1. Medizinische Abteilung, Fachbereich Diabetes, Hanusch-Krankenhaus der Wiener Gebietskrankenkasse

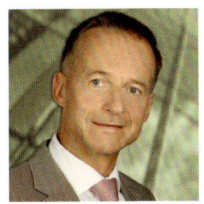

Prim. Dr. Reinhold Pongratz, MBA

Leitender Arzt der Steiermärkischen Gebietskrankenkasse

Facharzt für Innere Medizin und Rheumatologie

Univ.-Prof. Dr. Thomas C. Wascher   *Prim. Dr. Reinhold Pongratz, MBA*

INHALT

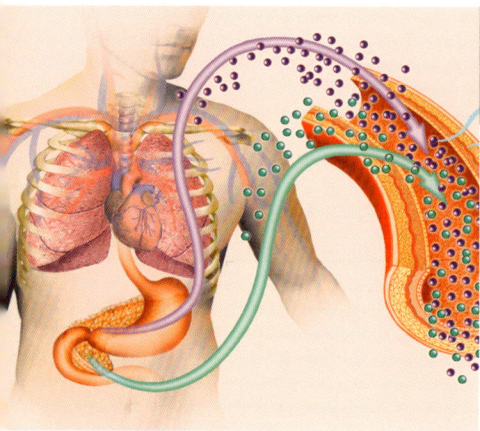

1. DIE FAKTEN

Zahlen, Daten, Hintergründe
→ Diabetes – was bedeutet das?   **17**
→ Diabetes ist nicht gleich Diabetes   **19**
→ Was versteht man unter Prädiabetes?   **23**
→ Diabetes in Zahlen   **24**
→ Ihre Fragen – unsere Antworten   **26**

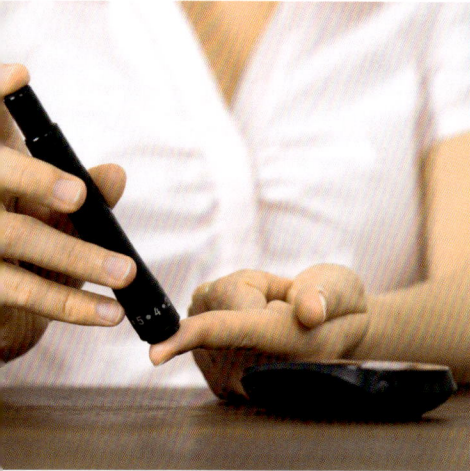

2. DIAGNOSE

Wie entdeckt man Diabetes?
→ Dem Zucker auf der Spur   **35**
→ Das Auf und Ab des Blutzuckers   **37**
→ Ihre Fragen – unsere Antworten   **42**

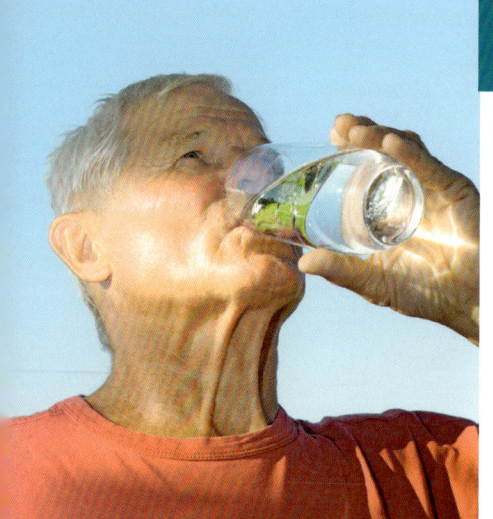

3. SYMPTOME

Zucker kommt auf leisen Sohlen
→ Woher kommen die Beschwerden?   **50**
→ Ihre Fragen – unsere Antworten   **58**

4. URSACHEN UND RISIKOFAKTOREN

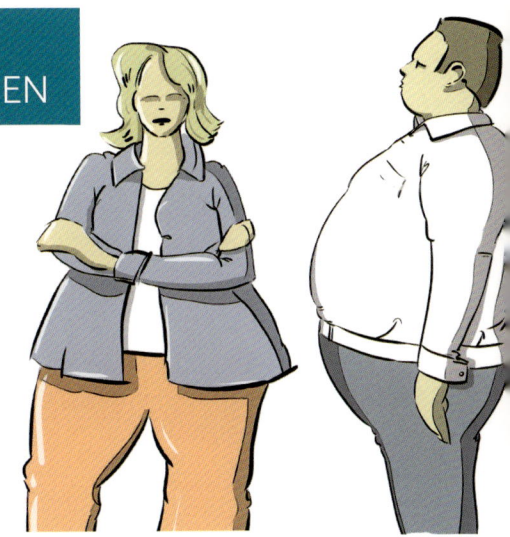

Wegbereiter für den Diabetes

→ Stoffwechselzentrale Pankreas **65**
→ Der gesunde Stoffwechsel **67**
→ Was läuft schief bei Zuckerkranken? **68**
→ Prädiabetes – nicht so harmlos,
  wie es klingt! **71**
→ Besiegen Sie den Prädiabetes! **74**
→ So entsteht die Krankheit **75**
→ FINDRISK – einfach Ihr Diabetes-
  risiko testen **88**
→ Ihre Fragen – unsere Antworten **94**

5. VORBEUGUNG

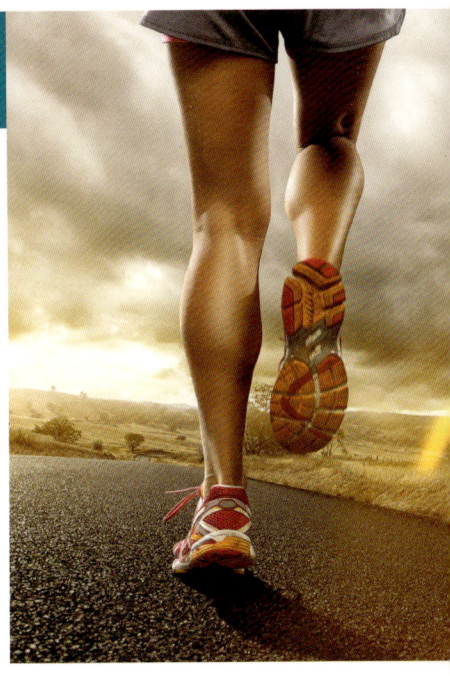

Geben Sie Diabetes keine Chance!

→ Regel Nr. 1: Seien Sie neugierig! **101**
→ Regel Nr. 2: Schritt für Schritt
  zu einem gesunden Leben **102**
→ Regel Nr. 3: Weg mit überflüssigen
  Kilos! **106**
→ Regel Nr. 4: Werden Sie wählerisch! **107**
→ Regel Nr. 5: Keine Chance dem
  Bluthochdruck! **113**
→ Regel Nr. 6: Fettstoffwechsel-
  störung behandeln **115**
→ Ihre Fragen – unsere Antworten **116**

INHALT

6. BEHANDLUNG

Von Lebensstil bis Insulin
→ Therapiegrundlage Lebensstil –
   Sie sind gefragt! **128**
→ Bewegung **128**
→ Ernährung **135**
→ Geschulte Patienten leben besser **152**
→ Alles unter Kontrolle? **154**
→ Medikamentöse Therapie des
   Typ-2-Diabetes **161**
→ Orale Antidiabetika **162**
→ Injektionstherapien **167**
→ Ziele der Diabetestherapie **172**
→ Hypoglykämie – die gefürchtete
   Unterzuckerung **174**

→ Therapie der Risikofaktoren **178**
→ Ihre Fragen – unsere Antworten **188**

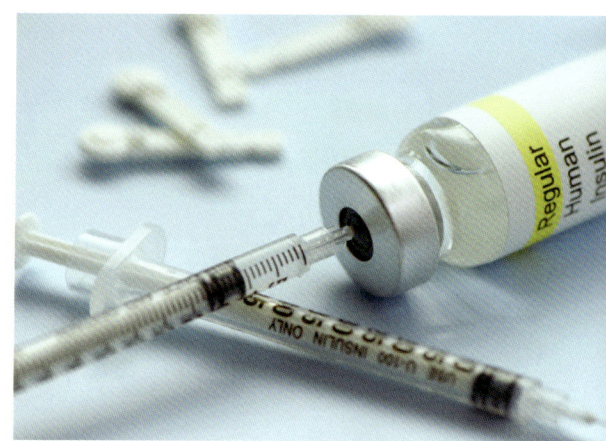

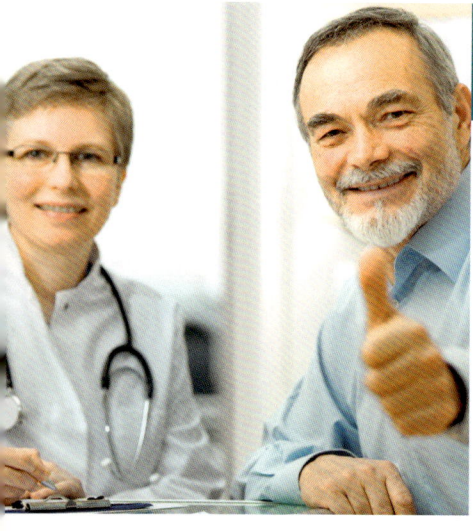

7. „THERAPIE AKTIV" – DIABETES IM GRIFF

Arzt und Patient als Team
→ Disease-Management-Programm (DMP) –
   was bedeutet das? **194**
→ Warum ist eine kontinuierliche
   Betreuung so wichtig? **194**
→ „Therapie Aktiv" auf einen Blick **195**
→ Die Vorteile für Sie als Patient **197**

8. KOMPLIKATIONEN UND FOLGEERKRANKUNGEN

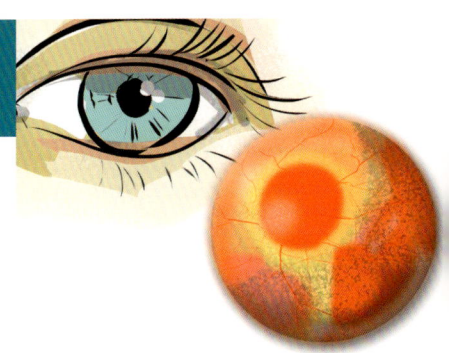

Nach Jahren wird die Rechnung präsentiert ...
→ Zucker und die Folgen — 202
→ Erkrankungen der kleinen Blutgefäße
  (mikrovaskuläre Erkrankungen) — 205
→ Erkrankungen der großen Blutgefäße
  (makrovaskuläre Erkrankungen) — 214
→ Ihre Fragen – unsere Antworten — 228

9. ALLTAG

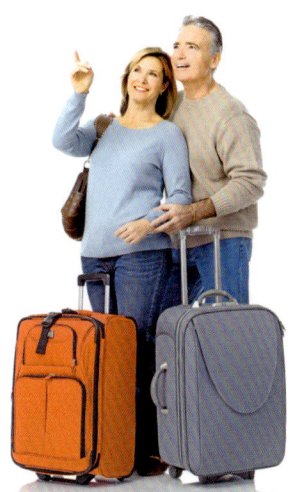

Leben mit der Zuckerkrankheit
→ Der erste Schock — 234
→ Zuckerkrank im Beruf — 236
→ Diabetes und der Führerschein — 238
→ Reisen mit Diabetes — 242
→ Ihre Fragen – unsere Antworten — 248

10. WISSENSWERTES

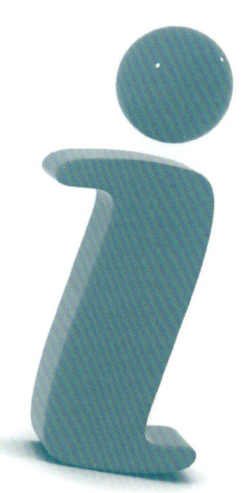

Nützliche Informationen
→ Wo Sie Unterstützung finden — 250
→ Glossar: Was bedeutet was? — 252

Die Fakten

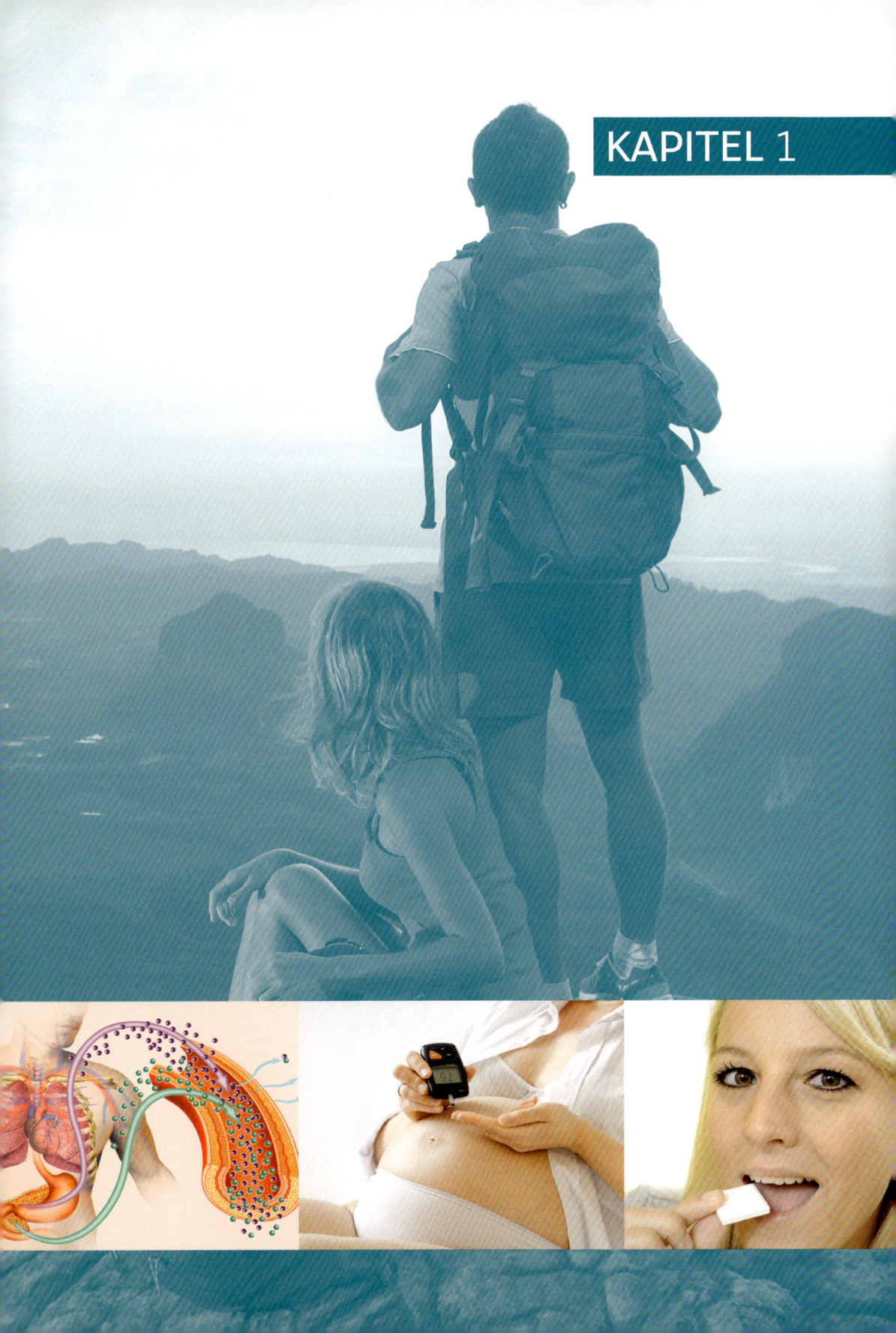

KAPITEL 1

Zahlen, Daten, Hintergründe

Wissen Sie, dass ...

→ ... rund 600.000 Menschen in Österreich zuckerkrank sind?

→ ... ein Drittel der Betroffenen nichts von der Krankheit weiß und daher auch nicht behandelt wird?

→ ... die Zahl der Erkrankten stetig zunimmt?

→ ... immer mehr junge Menschen an Typ-2-Diabetes leiden?

→ ... Diabetes anfangs keine Symptome verursacht und daher oft lange Zeit „übersehen" wird?

→ ... die Krankheit zu Herzinfarkt, Schlaganfall, Erblindung, Amputationen und Nierenversagen führen kann?

→ ... dass es Möglichkeiten gibt, die gefährlichen Folgen hinauszuzögern bzw. zu verhindern?

Wissen Sie, ob Sie selbst an Diabetes leiden?

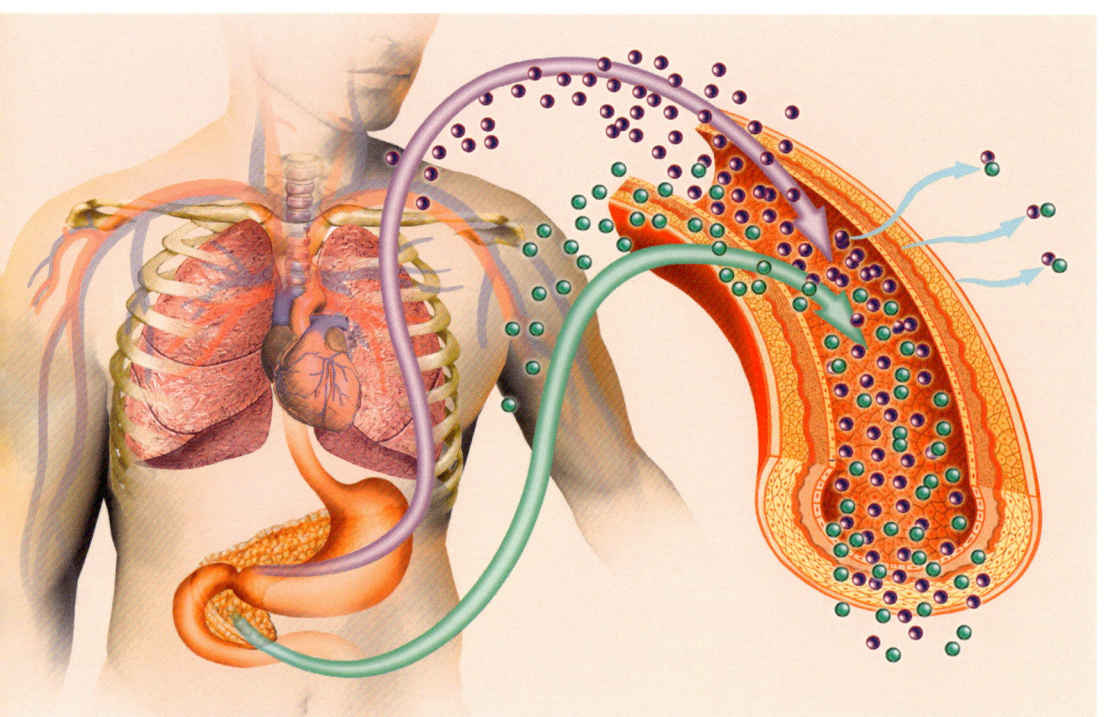

Bleibt zu viel Zucker im Blut, kommt es zu Diabetes

Die Krankheit kommt auf leisen Sohlen und wird unbemerkt zu einer Zeitbombe für die Betroffenen. Wir sagen Ihnen, wie man diese Zeitbombe entschärfen kann!
Dieses Buch beschäftigt sich mit der häufigsten Form der Zuckerkrankheit, dem Typ-2-Diabetes.

Auf den folgenden Seiten lassen wir Sie hinter die Kulissen der Krankheit blicken:

→ Woher kommt sie?
→ Wie macht sie sich bemerkbar?
→ Wie kommt man Diabetes auf die Spur?
→ Was können Sie selbst dagegen tun?
→ Welche Medikamente stehen zur Verfügung?
→ Wie geht man im Alltag mit Diabetes um?

Diabetes – was bedeutet das?

Diabetes mellitus ist der medizinische Name für eine chronische Stoffwechselkrankheit, die häufig auch als „Zuckerkrankheit" bezeichnet wird. Denn die Erkrankung ist durch einen Überschuss an Zucker (Glukose) im Blut gekennzeichnet.

Was macht ein bisschen Zucker schon aus?, werden sich viele fragen. *Der Körper braucht doch Zucker.* Ganz so harmlos ist es aber leider nicht. Zucker (Glukose) ist zwar für den Körper lebensnotwendig, er muss aber auch dort ankommen, wo er gebraucht wird, und darf nicht in zu großer Menge im Blut zurückbleiben. Denn ein chronisch erhöhter Blutzuckerspiegel schädigt im Laufe der Zeit die Blutgefäße und Nerven. Somit stellt „Zucker" ein großes Risiko für schwere Begleit- und Folgeerkrankungen dar.

Wie kommt es zu diesem Zuckerüberschuss im Blut? Für den wichtigen Transport des Zuckers aus dem Blut in jene Zellen, wo er benötigt wird, ist der Botenstoff Insulin zuständig, der in der Bauchspeicheldrüse (Pankreas) produziert wird (Näheres über die Funktion von Bauchspeicheldrüse und Insulin lesen Sie ab *Seite 65).* Hat der Körper zu wenig Insulin zur Verfügung oder ist dessen Wirkung vermindert (= Insulinresistenz), bleibt zu viel Zucker im Blut zurück. Dann spricht man von Zuckerkrankheit bzw. Diabetes mellitus.

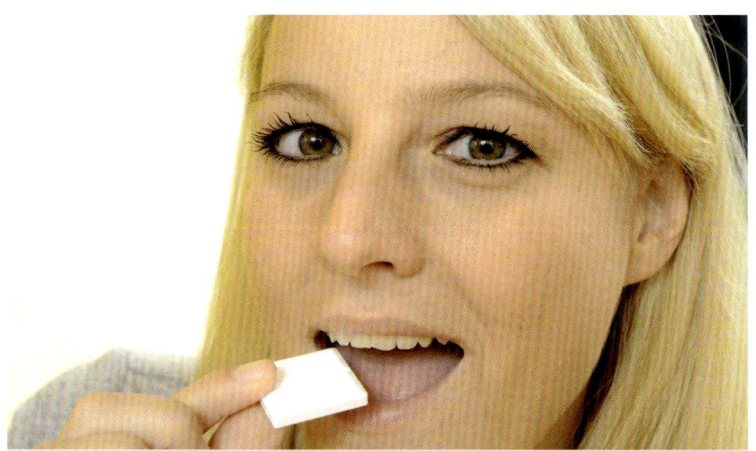

Wissen in Kürze:

Was ist Zucker?

Wir unterscheiden drei verschiedene Arten von Zucker, die unterschiedlich schnell ins Blut aufgenommen werden:

→ **Einfachzucker** besteht nur aus einem einzigen Zuckermolekül und gelangt sofort ins Blut. Dazu gehören Traubenzucker (Glukose) und Fruchtzucker (Fruktose).

→ **Zweifachzucker** bestehen aus zwei Zuckermolekülen („Bausteinen") und müssen im Verdauungsapparat gespalten werden, um dann durch die Darmwand relativ rasch ins Blut aufgenommen zu werden. Dazu gehören u.a. Haushaltszucker (Saccharose), Malzzucker (Maltose) und Milchzucker (Laktose).

→ **Mehrfachzucker** bestehen aus sehr vielen Zuckerbausteinen, die im Zuge der Verdauung in lauter Einfachzucker zerlegt werden müssen. Erst dann können sie die Darmwand passieren und ins Blut gelangen. Dazu gehört z.B. Stärke.

Näheres über Kohlenhydrate und Zucker lesen Sie im Kapitel „Ernährung" ab *Seite 138.*

Zuckerüberschuss kann verschiedene Ursachen haben

Diabetes ist nicht gleich Diabetes

Es ist zwar jeder Diabetes durch einen Zuckerüberschuss im Blut gekennzeichnet, dies kann aber verschiedene Gründe haben. Je nach Ursache unterscheidet man daher folgende Formen der Krankheit:

Typ-1-Diabetes

Diese Form wurde früher auch „Jugenddiabetes" genannt, weil sie meist schon im Kindes- oder Jugendalter auftritt, in jedem Fall aber bei unter 40-Jährigen. Ursache des Typ-1-Diabetes ist ein Mangel an Insulin. Durch ein Autoimmungeschehen, bei dem das Immunsystem den eigenen Körper angreift, werden die Insulin bildenden Zellen in der Bauchspeicheldrüse (Betazellen in den Langerhans'schen Inseln) zerstört. Es kommt also zu einem absoluten Insulinmangel und Betroffene müssen ein Leben lang Insulin als Therapie von außen zuführen (= spritzen).

Typ-1-Diabetes: Insulin fehlt

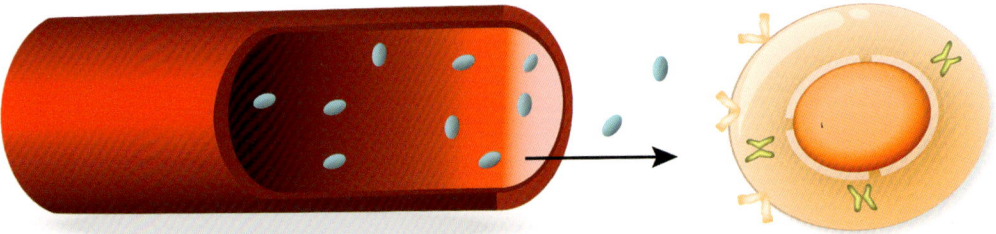

Typ-2-Diabetes: Insulin zeigt keine Wirkung

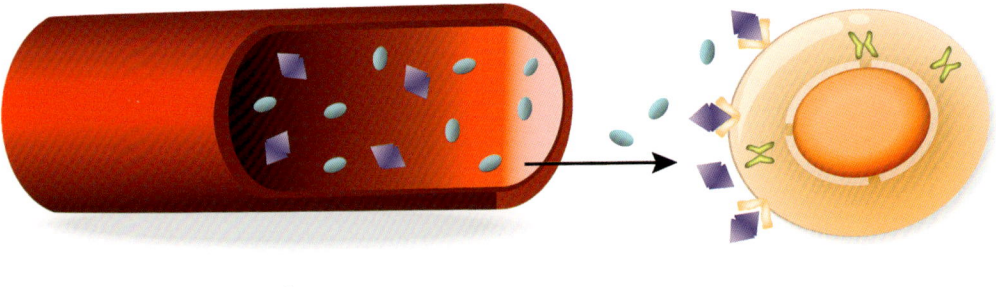

Glukose   Insulin   Insulinrezeptor

Typ-2-Diabetes

Typ-2-Diabetes ist die häufigste Form der Erkrankung, 85–90% aller Diabetiker leiden darunter. Da die Krankheit meist erst nach dem 40. Lebensjahr auftritt, wird sie im Volksmund oft als „Altersdiabetes" bezeichnet. Allerdings erkranken in den letzten Jahren zunehmend auch jüngere Menschen daran. Grundsätzlich benötigt es zur Manifestation eines klassischen Typ-2-Diabetes immer ein Zusammenspiel von ererbter Empfindlichkeit (genetische Prädisposition) und dem persönlichen Lebensstil des Betroffenen.

Man unterscheidet zwei Typen von Patienten:

→ **Übergewichtige Patienten (klassischer Typ-2-Diabetes):**
Diese Menschen produzieren zwar genug Insulin, doch liegt eine so genannte Insulinresistenz, also eine unzureichende Wirkung des Insulins, vor. Grund dafür ist das Übergewicht, meist in Kombination mit anderen Faktoren wie Bluthochdruck, erhöhten Blutfett- und Harnsäurewerten. Das Insulin kann in diesem Fall seine Aufgabe des Zuckertransports nicht erfüllen, weil die Rezeptoren („Andockstellen"), an denen das Insulin wirken soll, unempfindlich werden. Man spricht dann von einer Insulinresistenz oder Insulinunempfindlichkeit. Diese Menschen haben daher trotz vorhandener Insulinproduktion einen „relativen" Insulinmangel. Das vorhandene Insulin reicht einfach nicht, um den Blutzucker zu kontrollieren. In weiterer Folge kann sich daraus nach Jahren allerdings auch ein absoluter Insulinmangel entwickeln.

→ **Normalgewichtige Patienten:**
Entwickelt ein normalgewichtiger Mensch einen Typ-2-Diabetes, so liegt eine Insulinsekretionsstörung vor. Das bedeutet, dass die Bauchspeicheldrüse unzureichend arbeitet und daher nicht genug Insulin produziert. Man spricht auch vom so genannten LADA-Diabetes (Latent Autoimmune Diabetes in the Adults). Diese Diabetesform ähnelt dem Typ-1-Diabetes, verläuft jedoch bei Weitem nicht so schnell und aggressiv. Die Gründe hierfür sind einerseits eine vererbte Anfälligkeit für die Krankheit (genetische Disposition) und andererseits erworbene Faktoren (z.B. Manifestation nach Infekten).

Sonderformen des Diabetes

In seltenen Fällen kann ein Diabetes auch durch andere Erkrankungen, Operationen oder Medikamente ausgelöst werden. Dies ist beispielsweise der Fall, wenn die Bauchspeicheldrüse operativ entfernt wurde, wenn eine Bauchspeicheldrüsenentzündung (Pankreatitis) oder ein Tumor der Bauchspeicheldrüse vorliegt. Auch die längere Einnahme mancher Medikamente, wie z.B. Kortison, kann Diabetes zur Folge haben. Meist sind dies jedoch lebenswichtige Medikamente, die man keinesfalls absetzen kann! In diesem Fall muss zusätzlich die diabetische Stoffwechsellage mit Diabetesmedikamenten ins Gleichgewicht gebracht werden.

Schwangerschaftsdiabetes (Gestationsdiabetes)

Bei den betroffenen Frauen tritt erstmals während der Schwangerschaft eine diabetische Stoffwechsellage im Sinne einer gestörten Glukosetoleranz *(siehe Seite 73)* auf. Ursache für die gestörte Glukosetoleranz während einer Schwangerschaft sind

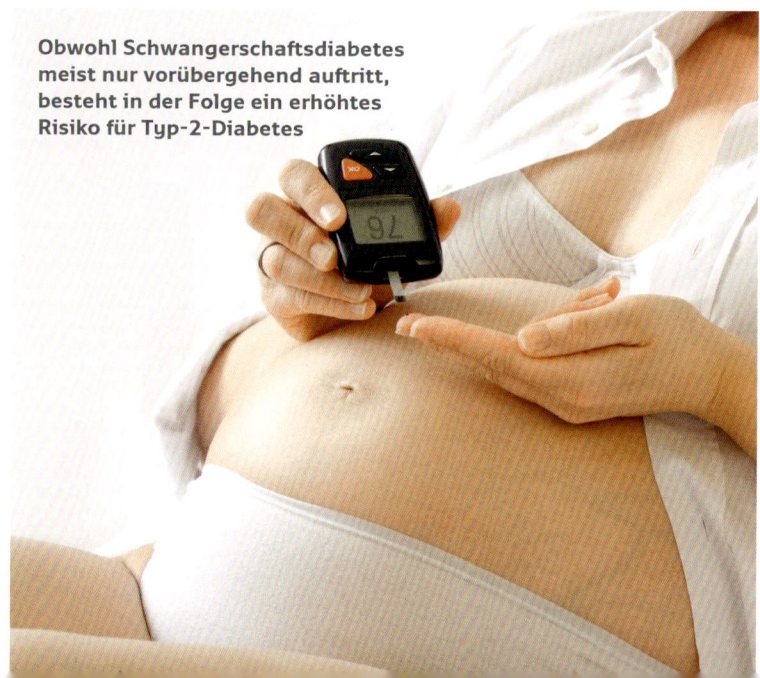

Obwohl Schwangerschaftsdiabetes meist nur vorübergehend auftritt, besteht in der Folge ein erhöhtes Risiko für Typ-2-Diabetes

die hormonellen Umstellungen, die eine Insulinresistenz fördern oder verschlimmern.

In den meisten Fällen ist die – mitunter versteckte – Störung vorübergehend und endet mit der Schwangerschaft. Dennoch haben diese Frauen ein erhöhtes Risiko, später an Typ-2-Diabetes zu erkranken. Für sie ist daher Prävention von großer Bedeutung. Sie sollten ihren Lebensstil entsprechend anpassen und sich ein Leben lang regelmäßigen ärztlichen Kontrollen unterziehen.

Frauen mit Schwangerschaftsdiabetes gebären bei schlechter Blutzuckerkontrolle Kinder mit einem Geburtsgewicht von mehr als vier Kilogramm. Diese Kinder unterliegen auch selbst einem etwas erhöhten Risiko, in ihrem weiteren Leben Diabetes zu entwickeln.

Mit einem oralen Glukosetoleranztest (siehe *Seite 39)*, der im Rahmen der Mutter-Kind-Pass-Untersuchungen zwischen der 24. und 28. Schwangerschaftswoche durchgeführt wird, kann abgeklärt werden, ob die werdende Mutter einen Gestationsdiabetes bekommen wird.

Schon das Vorstadium kann gefährlich werden

Was versteht man unter Prädiabetes?

Prädiabetes ist die Bezeichnung für ein Vorstadium des Typ-2-Diabetes. Entweder sind die Nüchternblutzuckerwerte zu hoch oder die Glukosetoleranz, also die Zuckerverwertung, ist gestört. Näheres darüber lesen Sie auf *Seite 71*.

Obwohl Prädiabetes „nur" eine Vorstufe der eigentlichen Erkrankung ist, haben die Betroffenen bereits ein deutlich erhöhtes Risiko für Gefäßschäden und Folgeerkrankungen wie Herzinfarkt und Schlaganfall. Dieses Risiko steigt bei manifestem Diabetes natürlich weiter erheblich an.

Diabetes

- → **Österreichweit** schätzt man die Zahl der Diabetiker auf 573.000–645.000.

- → Davon sind 430.000 ärztlich diagnostiziert, die Dunkelziffer der nicht erkannten Patienten dürfte zwischen 143.000 und 215.000 betragen.

- → **Europaweit** wird die Zahl der Diabetespatienten auf rund 53 Millionen geschätzt, das sind etwa 8% der Bevölkerung. Experten vermuten, dass diese Zahl bis zum Jahr 2030 auf 64 Millionen ansteigen wird. Das entspricht einer Steigerung von 20%.

- → Zusätzlich leiden in Europa 63 Millionen Menschen an Prädiabetes. Schätzungen zufolge wird sich diese Zahl bis 2030 auf 72 Millionen bzw. 10,6% erhöhen.

- → 19 Millionen Europäer, die an Diabetes erkrankt sind, wissen nichts von ihrer Krankheit.

- → **Russland** nimmt mit 10% Diabetikern den traurigen ersten Platz in Europa ein.

- → **Österreich** liegt sowohl in Europa als auch weltweit im Mittelfeld.

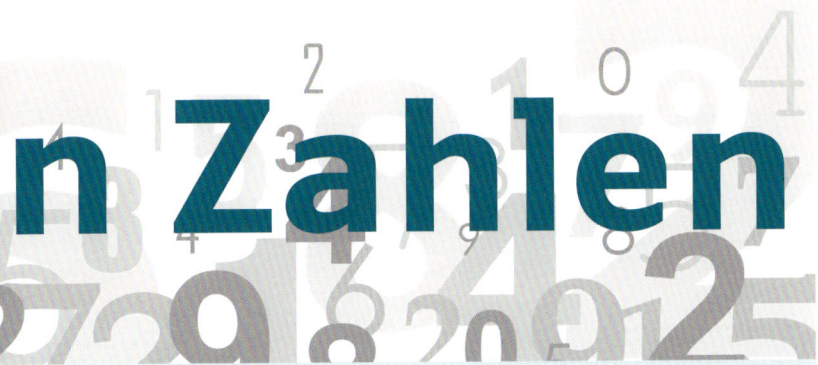

→ **Alter:** Ein Diabetes Typ 2 entwickelt sich meist im Alter von über 40 Jahren. Allerdings nimmt die Erkrankungshäufigkeit nach dem 6. und 7. Lebensjahrzehnt deutlich zu.

→ **Kinder** waren in der Vergangenheit niemals von Typ-2-Diabetes betroffen, sondern ausschließlich von Typ-1-Diabetes. Das hat sich geändert. Heute kommen in Österreich auf 100.000 Kinder unter 15 Jahren immerhin 0,34 Typ-2-Neuerkrankungen. Mädchen sind dabei stärker gefährdet als Burschen.

→ **Geschlechtsspezifische Unterschiede** sind durch den Einfluss der Sexualhormone gegeben. Männer haben in jüngerem Alter und bei niedrigerem BMI* ein höheres Diabetesrisiko als Frauen. Bei Frauen steigen die Erkrankungen nach der Menopause stark an. Sie haben außerdem ein relativ höheres Risiko für diabetesbedingte Gefäßschäden und Herz-Kreislauf-Erkrankungen. Dieses ist im Vergleich zu nicht-diabetischen Frauen drei- bis sechsmal höher. Bei Männern ist es gegenüber Nicht-Diabetikern zwei- bis dreifach erhöht.

→ **Sozialstatus und Bildung** scheinen ebenfalls eine Rolle zu spielen. Bei Menschen mit niedrigem Sozialstatus und schlechter Bildung steigt die Gefahr, an Diabetes Typ 2 zu erkranken.

* Body-Mass-Index (siehe *Seite 90*)

Ihre Fragen – unsere Antworten

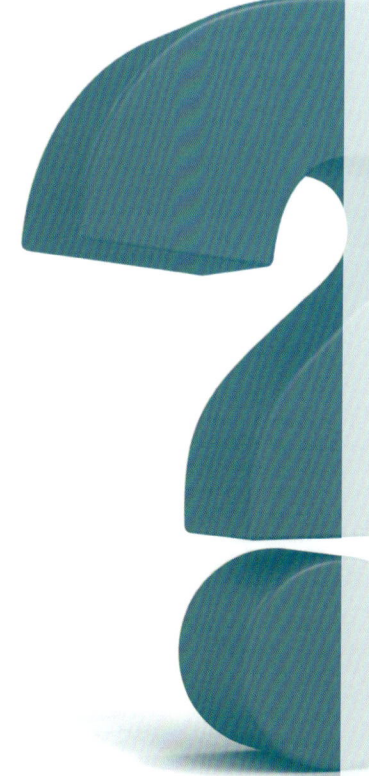

→ *Warum wird Diabetes mellitus auch als Zuckerkrankheit bezeichnet?*
Die Krankheit ist durch einen Überschuss an Zucker (Glukose) im Blut gekennzeichnet.

→ *Wie kommt es zu diesem Zuckerüberschuss?*
Für den Abtransport des Zuckers aus dem Blut in jene Zellen, wo der Zucker als Energielieferant gebraucht wird, ist das Hormon Insulin zuständig. Wird zu wenig Insulin produziert oder ist dessen Wirkung vermindert, funktioniert dieser Transport nicht und es bleibt zu viel Zucker im Blut zurück.

→ *Warum ist zu viel Zucker in den Blutgefäßen gefährlich?*
Ein chronisch erhöhter Blutzuckerspiegel schädigt im Laufe der Zeit die Blutgefäße und Nerven. Daher stellt „Zucker" ein großes Risiko für schwere Begleit- und Folgeerkrankungen dar.

→ *Weshalb wird Typ-2-Diabetes auch als Altersdiabetes bezeichnet?*
Die Krankheit tritt meist erst nach dem 40. Lebensjahr auf.

→ *Ist an Typ-2-Diabetes nur eine falsche Lebensweise schuld?*
Nein. Die Lebensweise spielt zwar eine wichtige Rolle, doch grundsätzlich benötigt es zur Manifestation eines klassischen Typ-2-Diabetes ein Zusammenspiel von ererbter Empfindlichkeit (genetische Prädisposition) und dem persönlichen Lebensstil des Betroffenen.

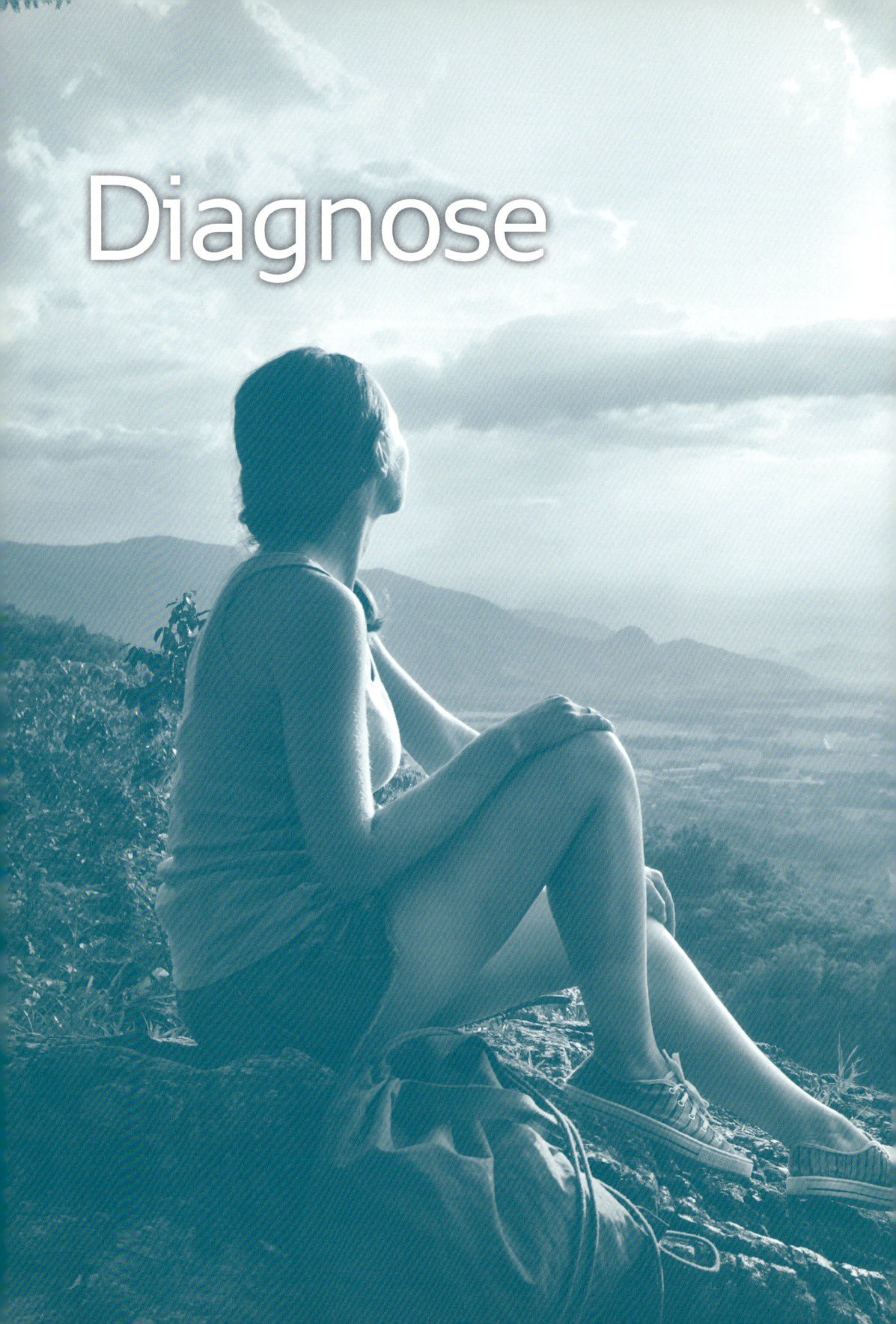

Diagnose

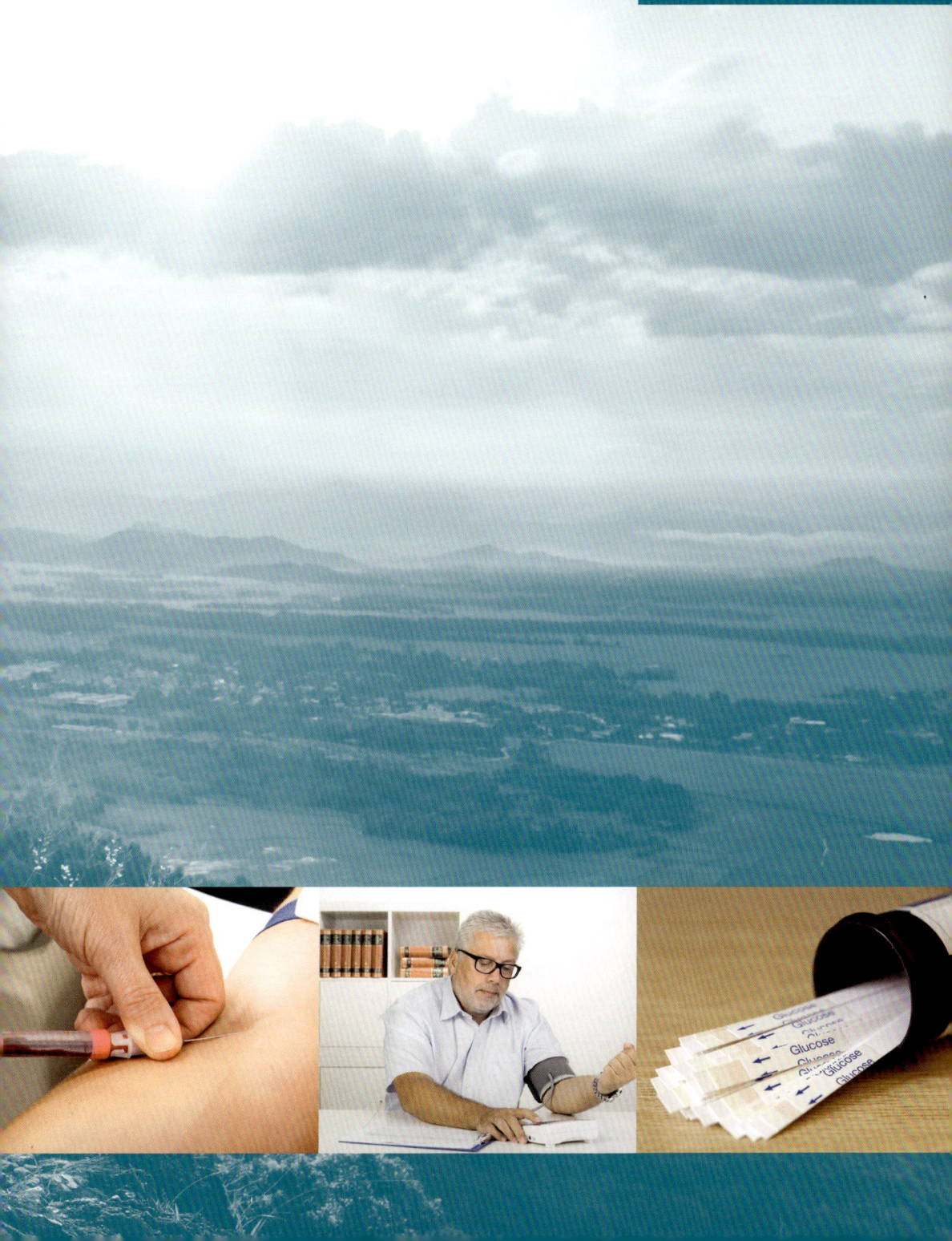

KAPITEL 2

Wie entdeckt man Diabetes?

Ärzte? Nein, danke!

Ich war 13 Jahre alt, als meine bis dahin vollkommen gesund wirkende Mutter vom Arzt nach Hause kam und uns eröffnete: „Ich bin zuckerkrank, so wie die Oma." Das hat man also davon, wenn man zum Arzt geht, dachte ich damals und beschloss, in meinem Leben Ärzte zu meiden.

Jahrzehnte lang habe ich es auch so gehalten. Hausmittel, Heilpflanzen, hin und wieder ein rezeptfreies Schmerzmittel – das musste reichen. Schließlich lebte ich ja nicht so ungesund. Na ja, ein bisserl weniger Gewicht hätte nicht geschadet, aber ich liebte nun einmal Süßigkeiten. Vielleicht wäre auch etwas mehr Bewegung nicht so schlecht gewesen, aber dafür hatte ich einfach keine Zeit.

Und dann kam die Sache mit dem Sturz. Schlüsselbein gebrochen. Man brachte mich ins Spital, wo mir routinemäßig auch Blut abgenommen wurde. Als am nächsten Morgen die Ärztin mit ernstem Gesicht und dem Blutbefund an meinem Bett auftauchte, wusste ich, was sie sagen würde: „Sie sind zuckerkrank."

Ein Leben lang hatte ich die Augen vor der Realität verschlossen und bekam nun die Rechnung präsentiert. Mit einem frühzeitigen Arztbesuch hätte man die Anzeichen früher erkannt und die Krankheit vielleicht vermeiden können. Das kann ich heute akzeptieren. Jetzt befolge ich auch alle Maßnahmen, die die Ärztin mir verordnet hat: Ich habe abgenommen, mache mehr Bewegung etc. Ich bin zwar immer noch zuckerkrank, aber ich habe meinen Zucker und mein Leben im Griff.

Elfriede, 67

Ich will es wissen!

Wann suchen an sich gesunde Menschen normalerweise einen Arzt auf? Wenn ihnen etwas weh tut oder wenn der Körper durch ungewöhnliche Veränderungen in Funktion und Verhalten signalisiert, dass etwas nicht in Ordnung ist. Daher verläuft der übliche Weg von den ersten Anzeichen einer Krankheit bis zur Behandlung folgendermaßen:

→ Der Patient leidet unter Beschwerden, die er abklären möchte.

→ Danach folgen diverse Untersuchungen durch den Arzt.

→ Aufgrund der Diagnose wird die geeignete Behandlung eingeleitet.

Anders bei Diabetes ...

Diabetiker haben anfangs nämlich keine Beschwerden, denn die Krankheit kommt auf leisen Sohlen – man spürt sie nicht. Daher sollte die Diagnose unbedingt bereits vor dem Auftreten der ersten Symptome erfolgen! Machen sich die ersten Symptome bemerkbar, so bedeutet dies, dass sich die Zuckerkrankheit schon manifestiert hat. Da Diabetes jedoch nach längerer Krankheitsdauer zu schweren Gesundheitsschäden führt, wären frühzeitige Diagnose und Behandlungsbeginn von allergrößter Bedeutung. Wir verwenden hier bewusst das Wort „wären", denn die Realität sieht leider anders aus.

→ Typ-2-Diabetes wird durchschnittlich erst fünf bis zehn Jahre nach Krankheitsbeginn erstmals diagnostiziert.

→ In diesen fünf bis zehn Jahren hat die Krankheit ausreichend Gelegenheit, Schäden anzurichten.

→ Einer englischen Studie zufolge haben 20% aller Diabetespatienten zum Zeitpunkt der Erstdiagnose bereits Augenschäden.

Durch frühzeitige Diagnose und raschen Behandlungsbeginn kann die Krankheit jedoch optimal unter Kontrolle gebracht werden. Das Risiko für diabetesbedingte Gesundheitsprobleme wird damit deutlich verringert und das Zeitfenster bis zum Auftreten von Folgeschäden vergrößert bzw. können diese sogar verhindert werden. Das heißt: Der früh diagnostizierte und behandelte Diabetiker hat eine wesentlich höhere Lebensqualität und längere Lebenserwartung im Vergleich zu jenen Patienten, bei denen die Krankheit erst spät entdeckt wird.

Grund genug, den Kopf nicht in den Sand zu stecken, weil man sich „eh gesund" fühlt, sondern zu sagen: „Ich will es wissen!"

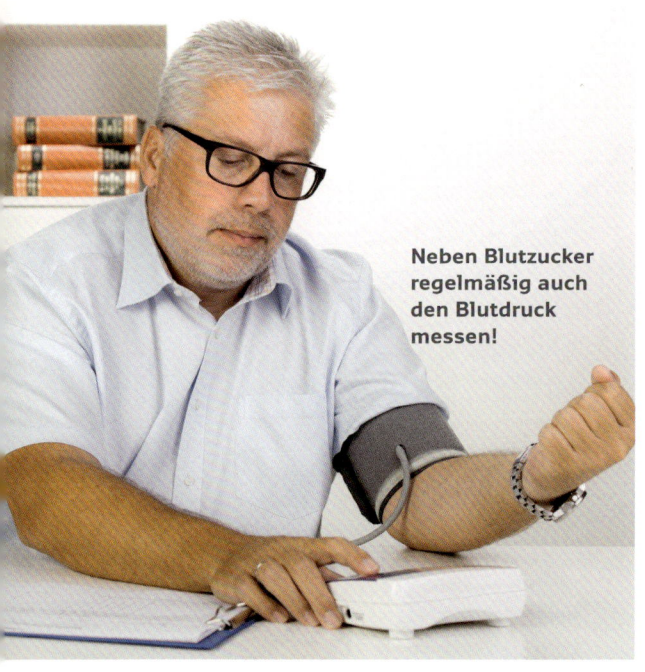

Neben Blutzucker regelmäßig auch den Blutdruck messen!

Daher sollte jeder Mensch, der an seiner Gesundheit interessiert ist, seinen Blutzuckerwert kennen. Eine einfache Blutuntersuchung, wie sie im Rahmen einer Vorsorgeuntersuchung beim Hausarzt erfolgen könnte, gibt darüber Aufschluss. Neben dem Blutzuckerwert sind auch Blutdruck und die Höhe des LDL-Cholesterins von Bedeutung, weil sie Hinweise auf Ihr Risiko für Folgekrankheiten durch Diabetes geben (siehe „Risikofaktoren", *Seite 76*).

Blutzucker – Blutdruck – LDL-Cholesterin. Drei Werte, die Sie wie Ihre Schuhgröße ganz selbstverständlich kennen sollten.

Wann zum Arzt?

→ ... wenn ich über meine Gesundheit Bescheid wissen möchte.

→ ... wenn es in der Familie Diabetiker gibt.

→ ... wenn ich mit dem Selbsttest festgestellt habe, dass ich eine Risikoperson bin.

→ ... wenn ich Symptome habe.

Welche Werte muss ich kennen?

→ Blutdruck

→ LDL-Cholesterin

→ Blutzucker (Glukose)

Erster Ansprechpartner für diese Untersuchungen ist Ihr Hausarzt.

Dem Zucker auf der Spur

Diabetes wird durch Messung des Blutzuckers diagnostiziert. Blutzucker ist allerdings etwas stark Schwankendes. Die Werte sind in der Früh anders als nach einer Mahlzeit. Daher sollte der Blutzucker bei Verdacht auf Diabetes oder zur Verlaufskontrolle einer Zuckerkrankheit zu verschiedenen Tageszeiten gemessen werden. Folglich unterscheidet man Nüchternblutzucker, Gelegenheitsblutzucker und Langzeitblutzucker. Mehr darüber auf den folgenden Seiten.

Auch bedeuten so genannte Grenzwerte eher einen um diesen Wert angesiedelten Bereich als eine starre Grenze. Beispielsweise liegt der Grenzwert für Nüchternblutzucker bei 125 mg/dl. Das heißt aber nicht, dass jemand mit einem Wert von 124 mg/dl pumperlgesund ist, ein anderer mit 126 mg/dl schwer krank. Alle Werte rund um den Grenzwert sollten Anlass für weiterführende Untersuchungen sein.

Methoden zur Messung des Blutzuckers

Der Blutzucker kann einerseits vom Patienten selbst gemessen, andererseits nach einer Blutabnahme aus der Vene im Labor bestimmt werden. Blutzuckermessgeräte für den Patientengebrauch eignen sich sehr gut für eine erste Orientierung und vor allem für die regelmäßige Selbstkontrolle im Verlauf der Krankheit. Für eine exakte Erstdiagnose ist jedoch eine Blutzuckeranalyse im Labor notwendig, da diese noch genauere Ergebnisse bringt als die Selbstmessung.

Für die Selbstmessung stehen folgende Geräte zur Verfügung:

→ **Geräte zur optischen Messung**

Hier wird ein Blutstropfen aus der Fingerspitze entnommen und auf einen Teststreifen aufgebracht. Es kommt zu einer chemischen Reaktion des Zuckers mit dem Teststreifen. Das Ergebnis (= der Blutzuckerwert) wird sodann auf dem Messgerät angezeigt.

→ **Geräte zur amperometrischen Messung**

Auch hier wird ein Blutstropfen aus der Fingerspitze auf einen Teststreifen aufgebracht. Ein Enzym (= ein Katalysator zur Förderung chemischer Reaktionen) auf dem Teststreifen reagiert mit dem Blutzucker, was wiederum einen Kontakt zwischen den Elektroden des Gerätes herstellt. Über den zeitlichen Verlauf der so entstandenen Stromstärke wird dann vom Messgerät die Konzentration des Blutzuckers im Blut errechnet.

→ **Geräte zur Sensormessung**

Diese Messung ist „unblutig", es ist kein Blutstropfen erforderlich. Über einen Sensor, der am Oberarm getragen wird, misst das Gerät kontinuierlich die Zuckerkonzentration in der Gewebsflüssigkeit. Diese Methode ist nur in speziellen Situationen sinnvoll.

Das Auf und Ab des Blutzuckers

Wie bereits erwähnt, unterliegt die Zuckerkonzentration im Blut großen Schwankungen. Daher sollte für die Erstdiagnose der Nüchternblutzucker bestimmt werden. Weiters gibt es die Möglichkeit, einen so genannten „Gelegenheitsblutzucker" zu messen oder einen Zuckerbelastungstest (Glukosetoleranztest) durchzuführen. Zur Verlaufskontrolle bei bekanntem Diabetes wird auch der Langzeitblutzucker mit dem HbA_{1c}-Wert gemessen.

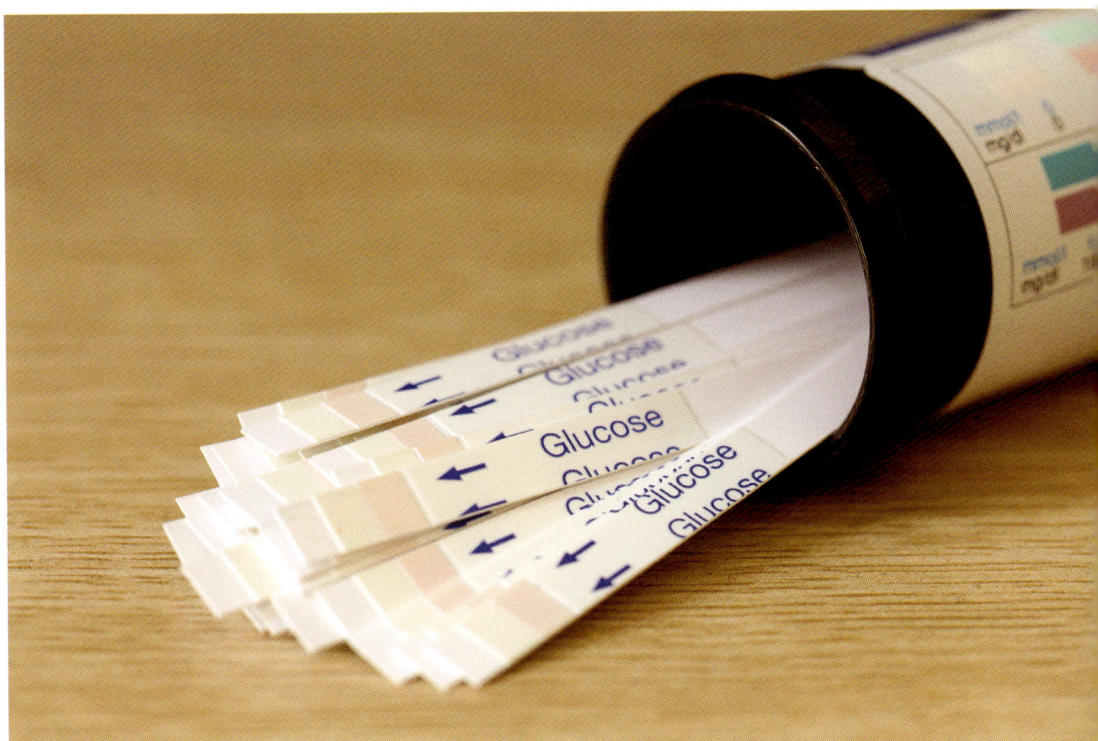

Bei der optischen Messung reagiert der Teststreifen chemisch mit dem Blutzucker

Erstdiagnose

→ Die Messung des **Nüchternblutzuckers** stellt den ersten Schritt jeder ärztlichen Untersuchung dar. Nach einer mindestens zehnstündigen Fastenpause, am besten also in der Früh, wird Blut abgenommen und im Labor die Zuckerkonzentration im Blut bestimmt. Beträgt der Nüchternblutzucker mehr als 125 mg/dl, so wird die Diagnose Diabetes gestellt. In diesem Fall sollte an einem weiteren Tag eine Messung erfolgen, um die Diagnose zu bestätigen. Grundsätzlich ist bereits ab einem Wert von 115 mg/dl eine zweite Blutzuckerbestimmung sinnvoll.

→ Alternativ kann auch der **Gelegenheitsblutzucker** bestimmt werden. Hier erfolgt die Blutabnahme irgendwann zwischen den Mahlzeiten – keinesfalls nüchtern und auch nicht unmittelbar nach dem Essen, sondern frühestens zwei Stunden danach. Der Grenzwert für Gelegenheitsblutzucker ist mit 199 mg/dl festgelegt. Einen solchen Gelegenheitsblutzucker kann natürlich jeder zur Orientierung auch zu Hause messen, wenn er ein Blutzuckermessgerät zur Verfügung hat.

Bei Werten im Graubereich sollte ein so genannter Glukosetoleranztest durchgeführt werden.

Für die Laboruntersuchung wird Blut aus der Vene abgenommen

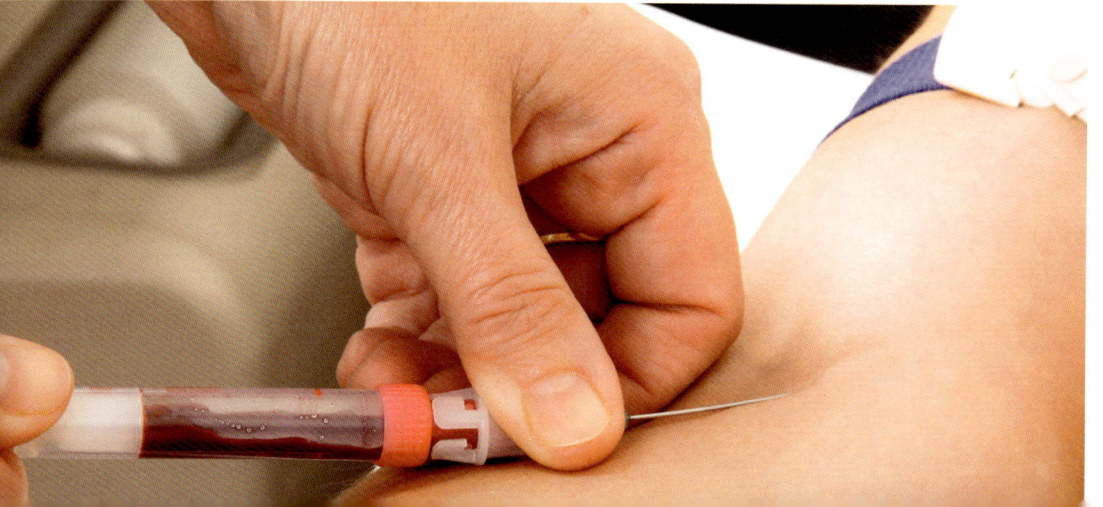

Blutzucker unterliegt starken Schwankungen

Glukosetoleranzmessung

Nicht immer ist die Diagnose eindeutig zu stellen. Es gibt Menschen, die nur nüchtern einen erhöhten Blutzuckerwert haben
oder nur zwischen den Mahlzeiten. In diesen Fällen gibt es die
Möglichkeit, mit einem **Glukosetoleranztest** exakte Aussa-
gen zu treffen.

So funktioniert er:

→ Es erfolgt eine Blutabnahme zur Bestimmung des
Nüchternblutzuckers.

→ Danach trinkt der Patient in Flüssigkeit aufgelöste 75
Gramm Glukose.

→ Darauf folgt eine zweistündige Ruhephase, in der
man sich kaum bewegen und keinesfalls körperlich
belasten darf.

→ Dann wird eine zweite Blutabnahme vorgenommen.

→ Liegt der Nüchternblutzucker über 125 mg/dl und/
oder der Wert der zweiten Messung über 199 mg/dl,
so ist die Diagnose Diabetes bestätigt.

Langzeit-Blutzuckermessung – HbA$_{1c}$

Der HbA$_{1c}$-Wert spiegelt die mittlere Blutzuckerkonzentration während der vergangenen Wochen wider und ist damit unabhängig von momentanen Blutzuckerschwankungen. Doch wie ist es möglich, aus entnommenem Blut die Zuckerkonzentration vergangener Wochen herauszulesen?

Zuckerteilchen, die im Blut zirkulieren, lagern sich am Hämoglobin, dem Blutfarbstoff der roten Blutkörperchen, an. Dieser Vorgang läuft einerseits sehr langsam ab, andererseits sind rote Blutkörperchen langlebig, sie leben etwa 120 Tage. So kann man im Labor feststellen, wie viel Zucker sich in den vergangenen Wochen im Hämoglobin durchschnittlich angesammelt hat bzw. wie groß jener Teil des Hämoglobins ist, an dem Zuckerteilchen haften. Dieses „bezuckerte" Hämoglobin wird auch HbA$_{1c}$ genannt und in Prozent oder mmol/mol (millimol/mol), dem so genannte SI-Wert, angegeben.

Für Nicht-Diabetiker liegt der HbA$_{1c}$-Wert idealerweise unter 6,0% (42 mmol/mol), bei bekanntem Diabetes unter 6,5%.

Die Messung des HbA$_{1c}$ ist ein sehr wichtiges Instrument, um die Blutzuckereinstellung beim Diabetiker zu überprüfen. Für die Erstdiagnose eines Diabetes ist es zwar geeignet, aber im Graubereich relativ ungenau.

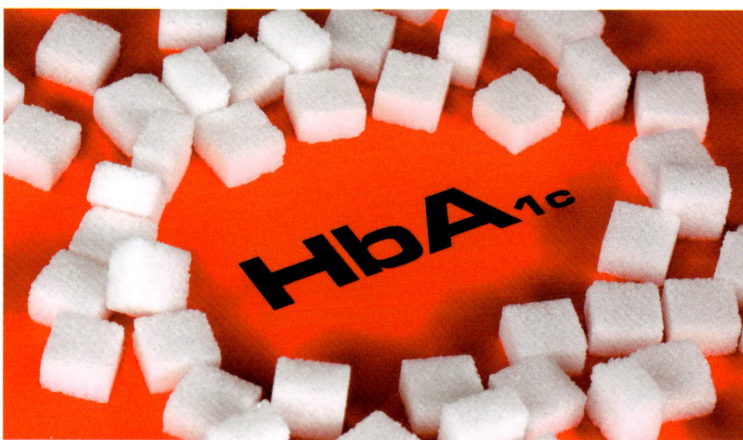

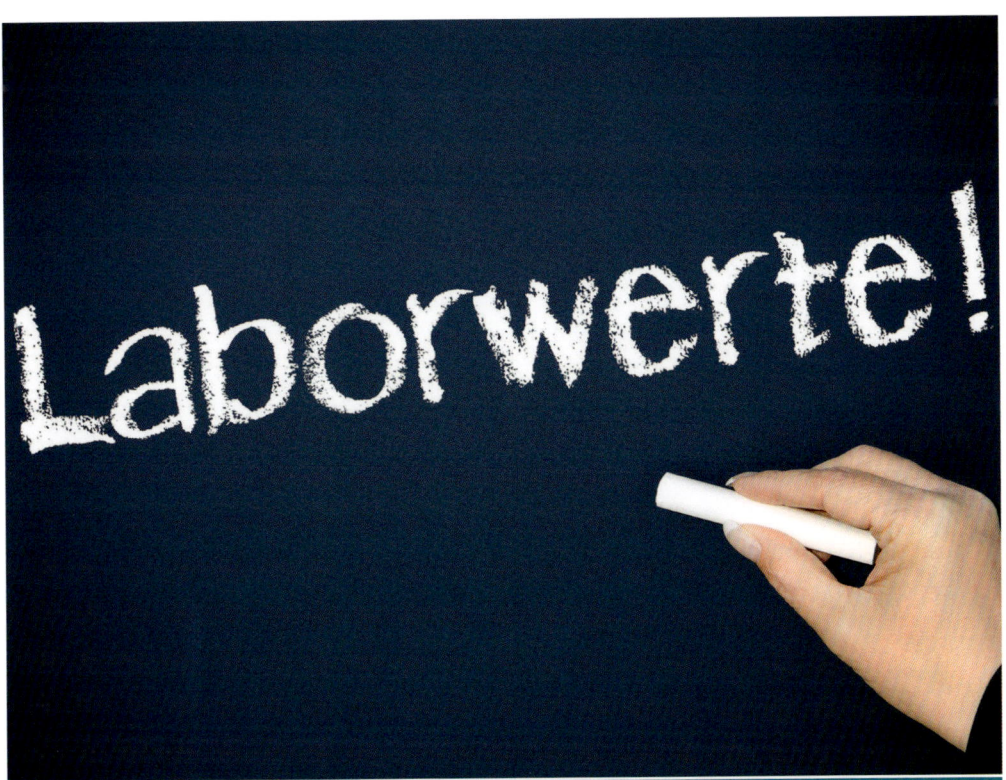

Tab.: Blutzucker

	Normalwert	Grauzone	Diabetes
Nüchternblutzucker	70–100 mg/dl	101–125 mg/dl	> 125 mg/dl
Gelegenheits-blutzucker	bis 140 mg/dl	141–199 mg/dl	≥ 199 mg/dl
Langzeitblutzucker			
HbA_{1c}:	bis 5,7%	5,7–6,5%	> 6,5%
SI-Wert:	< 38,8 mmol/mol	38,8–47,5 mmol/mol	> 47,5 mmol/mol

Ihre Fragen – unsere Antworten

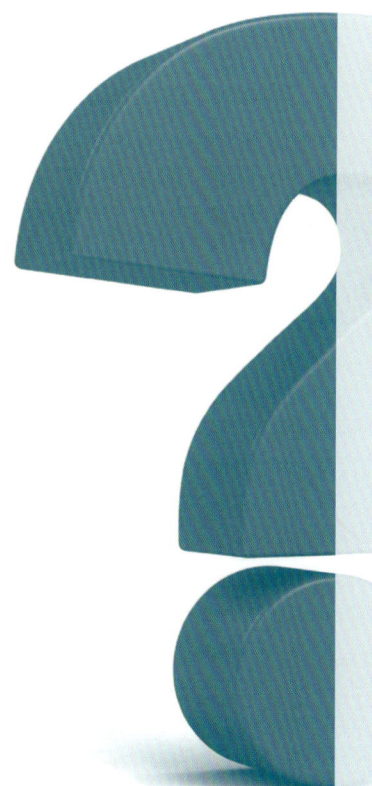

→ *Warum wird Diabetes meist erst spät erkannt?*
Symptome treten erst Jahre nach der Entstehung der Zuckerkrankheit auf, sodass sich Betroffene lange Zeit völlig gesund fühlen und keinen Arzt aufsuchen. Nur durch die regelmäßige Blutzuckerbestimmung im Rahmen einer Blutuntersuchung kann die Krankheit frühzeitig diagnostiziert werden.

→ *Welche Werte sind sonst noch von Bedeutung?*
Blutdruck und LDL-Cholesterin. Denn sowohl Bluthochdruck als auch ein erhöhtes LDL-Cholesterin stellen Risikofaktoren für die Folgeschäden des Diabetes dar.

→ *Warum ist die Frühdiagnose so wichtig?*
Weil der Zucker im Blut im Laufe der Zeit die Blutgefäße angreift und zu schwer wiegenden Gesundheitsschäden führt. Wer rechtzeitig gegensteuert, kann diese Folgeschäden hinauszögern bzw. verhindern.

→ Wie wird der Blutzucker gemessen?

Für eine genaue Erstabklärung am besten mittels Blutabnahme aus der Vene und anschließender Laboruntersuchung des Blutes. Selbstmessungen mit speziellen Blutzuckermessgeräten für daheim sind vor allem für die regelmäßige Verlaufskontrolle bei bereits bekanntem Diabetes wichtig.

→ Was bedeuten Nüchternblutzucker und Gelegenheitsblutzucker?

Die Messung des Nüchternblutzuckers erfolgt nach einer mindestens zehnstündigen Fastenpause. Der Gelegenheitsblutzucker wird durch eine Blutabnahme zwischen den Mahlzeiten bestimmt.

→ Was versteht man unter dem HbA_{1c}-Wert?

Der HbA_{1c}-Wert sagt aus, in welchem Ausmaß das Hämoglobin in den roten Blutkörperchen von Zuckerteilchen besiedelt ist. Da rote Blutkörperchen sehr langlebig sind, kann man dies mehrere Wochen zurückverfolgen und einen Durchschnittswert errechnen. Somit spiegelt der HbA_{1c}-Wert die mittlere Blutzuckerkonzentration der vergangenen Wochen wider.

Symptome

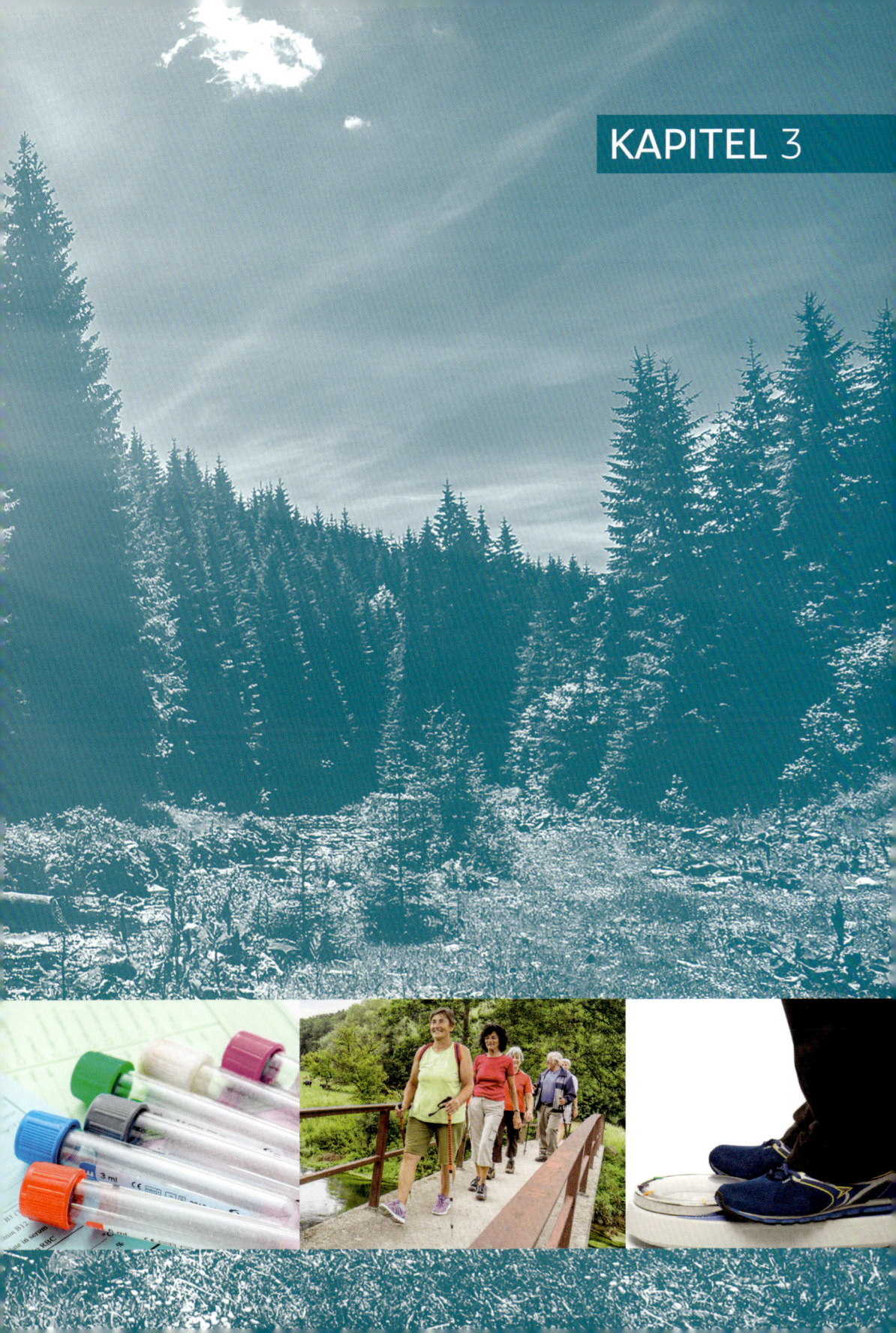

KAPITEL 3

Zucker kommt auf leisen Sohlen

In Spanien fing alles an ...

Es war unerträglich heiß in Spanien. Wir hatten uns für unseren Urlaub zwar schönes Wetter gewünscht, aber das war fast ein bisschen zu viel des Guten. Kein Wunder, dass wir alle ständig Durst hatten und extrem viel tranken. Entsprechend oft musste ich in der Nacht auch aufstehen und zur Toilette gehen. Tagsüber fühlte ich mich dann abgeschlagen und müde. Ich führte das natürlich einerseits auf die Hitze und andererseits auf meine Schlafunterbrechungen zurück. Also kein Grund, sich darüber Gedanken zu machen.
Wieder zu Hause, hat sich bei allen in der Familie das Trinkverhalten wieder normalisiert. Außer bei mir. Nach wie vor hatte ich ständig Durst, musste nachts mehrmals hinaus und auch meine Müdigkeit ließ nicht nach. Auf Drängen meiner Frau ging ich dann zu unserem Hausarzt, der mir Blut abnahm. Das Ergebnis der Laboruntersuchung: 140 mg/dl Nüchternblutzucker. Nach weiteren Untersuchungen stand fest: Ich habe Diabetes.
„Muss ich jetzt Insulin spritzen?", habe ich damals meinen Arzt besorgt gefragt. Der schüttelte lächelnd den Kopf. Alles, was er mir verordnete, waren tägliche lange Spaziergänge und eine Umstellung meiner Ernährung, um abzunehmen. Für richtige Spaziergänge habe ich zwar aufgrund meiner Arbeit zu wenig Zeit, aber ich habe mir angewöhnt, zu Fuß ins Büro und nach der Arbeit wieder zu Fuß nach Hause zu gehen. Dadurch habe ich schon 6 Kilo abgenommen und beinahe wieder meine jugendliche Figur zurück. Und das Schönste ist: Mein Blutzuckerwert ist deutlich gesunken!

Martin, 51

Diabetes mellitus Typ 2 ist leider keine Krankheit, die sich von vornherein an bestimmten Warnzeichen erkennen lässt. In den ersten Jahren treten meist keine Symptome auf, eine Störung ist lediglich aus dem Blutbild ersichtlich. In manchen Fällen kommt es zu unspezifischen Beschwerden, die der Patient nicht zuordnen kann. Die meisten Betroffenen haben jedoch in der Anfangsphase der Erkrankung keinerlei Symptome, in der überwiegenden Zahl der Fälle wird daher die Diagnose Diabetes durch einen Zufallsbefund, z.B. im Rahmen einer Vorsorgeuntersuchung oder einer Blutabnahme aus anderen Gründen, gestellt.

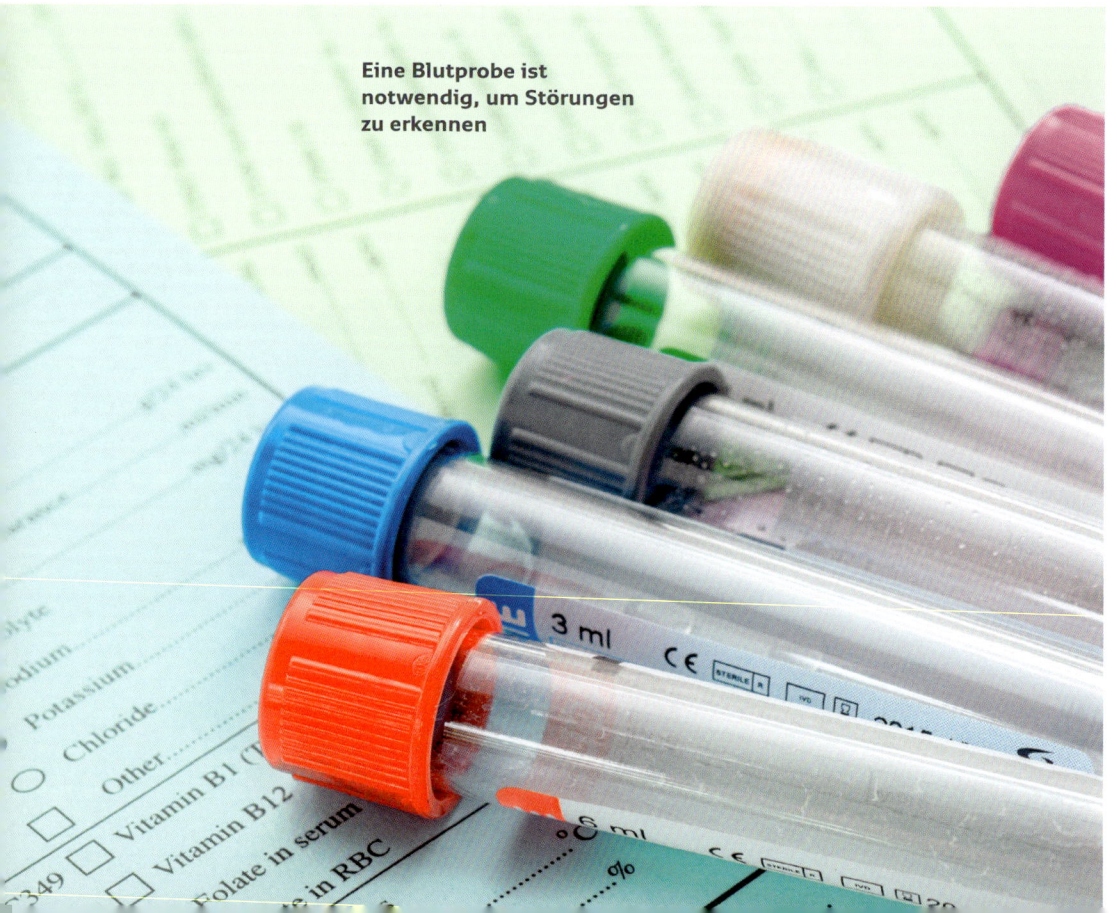

Eine Blutprobe ist notwendig, um Störungen zu erkennen

Hoher Blutzucker ist meist ein Zufallsbefund

Darüber hinaus kommt es auch vor, dass Patienten, deren Blut zur Kontrolle ganz bestimmter Parameter, wie z.B. Entzündungswerte, Cholesterin etc., im Labor analysiert wurde, dem Rest des Befundes keinerlei Beachtung schenken und ein eventuell erhöhter Blutzuckerwert übersehen wird.

Sowohl die Krankheit als auch die Symptome entwickeln sich über Monate und Jahre langsam, sodass sich der Patient zudem an die allmählichen Veränderungen gewöhnt und die ersten Anzeichen nicht unmittelbar wahrnimmt. Daher ist eine Aussage, ab welchem Stadium des Diabetes sich erste Symptome zeigen können, sehr schwierig.

Eines ist jedoch klar: Treten einmal Symptome auf, so ist bereits rascher Handlungsbedarf gegeben. Denn in den meisten Fällen sind zu diesem Zeitpunkt auch schon Gefäßschädigungen vorhanden, sodass durch eine sofortige Behandlung weitere Folgeschäden eingegrenzt bzw. verhindert werden müssen.

Woher kommen die Beschwerden?

Man unterscheidet nach ihrem Ursprung drei Gruppen von Symptomen:

→ Unspezifische Symptome
→ Symptome, die durch hohen Blutzucker bedingt sind
→ Symptome, deren Ursache der Insulinmangel ist

→ Unspezifische Symptome

Zu diesen Symptomen, die manchmal schon in einem früheren Stadium des Diabetes auftreten können, zählen:

> → Leistungsschwäche
> → geringere psychische Belastbarkeit
> → Müdigkeit

Allerdings denken die wenigsten Betroffenen an Diabetes, wenn sie sich eine Zeit lang müde und ausgelaugt fühlen. Tatsächlich können diese Beschwerden ja auch zahlreiche andere banale Ursachen haben, was meist der Grund dafür ist, dass sie nicht als Warnzeichen einer Zuckerkrankheit wahrgenommen werden.

TIPP: Wenn Sie sich über längere Zeit müde und wenig belastbar fühlen, unbedingt einen Blutzuckertest machen lassen!

→ Symptome durch hohen Blutzucker

→ Deutliche Erhöhung der Harnmenge und der Trinkmenge. Typisch ist stärkerer Durst als sonst und häufiger Harndrang, vor allem nachts. Vermehrter Harndrang kann natürlich auch Blasenprobleme zur Ursache haben. Ist dies jedoch mit starkem Durst gekoppelt, sollte es unbedingt als Warnzeichen gewertet werden.

→ Vermehrte Hautinfektionen und gestörte Wundheilung

→ Unscharfes Sehen. Ist der Blutzucker erhöht, so steigt auch der Zuckergehalt in der Linse und im Glaskörper. Es wird mehr Flüssigkeit eingelagert, dadurch ändern sich die Lichtbrechungsverhältnisse im Auge.

TIPP: Jede der genannten Beschwerden kann auch andere Ursachen haben. Trotzdem – vor allem aber, wenn mehrere dieser Symptome gleichzeitig vorliegen – sollte so rasch wie möglich der Blutzucker untersucht werden! Ist der Blutzuckerwert normal, sollten andere mögliche Ursachen abgeklärt werden.

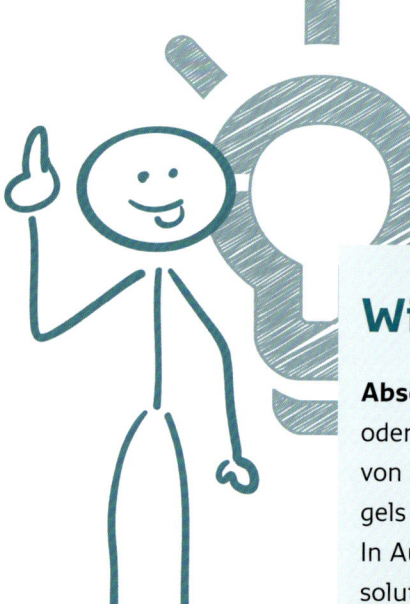

Wissen in Kürze:

Absoluter Insulinmangel: In diesem Fall wird zu wenig oder gar kein Insulin vom Körper produziert, es muss daher von außen zugeführt werden. Diese Form des Insulinmangels tritt fast ausschließlich bei Typ-1-Diabetikern auf.

In Ausnahmefällen leiden auch Typ-2-Diabetiker unter absolutem Insulinmangel – nämlich dann, wenn die Betazellen in der Bauchspeicheldrüse, die das Insulin produzieren, zerstört wurden. Das kann beispielsweise durch einen Infekt geschehen.

Relativer Insulinmangel: Der Körper produziert zwar jede Menge Insulin; dieses wird aber nicht an jene Zellen weitergeleitet, wo es gebraucht wird.

→ Symptome durch absoluten Insulinmangel

Da – anders als bei Typ-1-Diabetes – ein absoluter Insulinmangel bei Typ-2-Diabetes nicht sehr häufig auftritt, kommt es auch selten zu den entsprechenden Symptomen.
In erster Linie zeigt sich dieses Defizit dann in ungewolltem Gewichtsverlust und Muskelschwäche.
Der Grund dafür: Bei Insulinmangel bekommen die Zellen zu wenig Energie und der Körper holt sich die nötige Energie aus Fettsäuren.

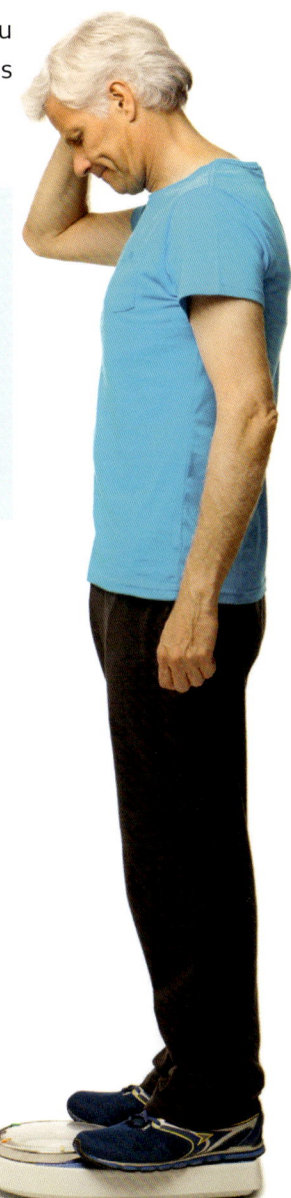

TIPP: Sie haben in letzter Zeit abgenommen, ohne die Kalorienzufuhr reduziert oder vermehrt Sport betrieben zu haben? Freuen Sie sich nicht darüber! Das ist Anlass für einen Arztbesuch! Als Diabetiker könnten Sie in einen absoluten Insulinmangel gerutscht sein. Andere häufige Gründe für unabsichtlichen Gewichtsverlust sind z.B. Depression oder Schilddrüsenüberfunktion.

Wie schnell entwickeln sich Symptome und Krankheit?

Sie haben von Ihrem Arzt erfahren, dass Ihr Blutzucker zu hoch ist und dass Sie an Diabetes leiden. Nun möchten Sie natürlich wissen, wie es weitergeht. Wann werden die ersten Symptome spürbar? Muss ich mit Folgeschäden rechnen? Wie wird sich meine Krankheit entwickeln? Da dieser Verlauf der Erkrankung von verschiedenen Faktoren abhängt, wird Ihr Arzt vermutlich nur schwer eine Prognose abgeben können.

Folgende Faktoren spielen für den Krankheitsverlauf eine Rolle:

→ Symptome zum Zeitpunkt der Diagnose

Bestehen bereits zum Zeitpunkt der Diagnose Symptome, so wird die Krankheit sehr wahrscheinlich schneller voranschreiten als bei asymptomatischen Patienten. Denn die Symptome deuten ja darauf hin, dass der Diabetes schon länger besteht. Wird hingegen ein Patient ohne Symptome mit nur leicht erhöhtem Blutzucker diagnostiziert, so befindet sich die Erkrankung noch in einem frühen Stadium und hat vermutlich noch kaum Schäden angerichtet.

Sie können den Verlauf der Krankheit beeinflussen!

Allerdings gibt es auch einen asymptomatischen Diabetes, bei dem die Betroffenen nie Symptome entwickeln, es aber trotzdem nach Jahren zu den bekannten Folgeschäden (siehe dazu *Seite 201)* kommt.

→ Betazellfunktion

Betazellen sind jene Zellen in der Bauchspeicheldrüse, die für die Insulinproduktion verantwortlich sind. Lässt die Funktion dieser Zellen und damit die Insulinproduktion nach, so schreitet die Krankheit schneller voran. Die Betazellfunktion hängt einerseits von der vererbten Anlage (genetische Disposition) ab, andererseits ist es durch einen entsprechenden Lebensstil (siehe nächste Seite) möglich, die Betazellen zu entlasten.

→ Insulinresistenz

Liegt eine Insulinresistenz vor, so werden die Körperzellen unempfindlich gegen Insulin und nehmen diesen Botenstoff nicht mehr auf. Bei Typ-2-Diabetes liegt immer eine Kombination aus gestörter Betazellfunktion und Insulinunempfindlichkeit vor. Obwohl auch die Insulinresistenz bis zu einem gewissen Grad genetisch bedingt ist, kann man sie doch deutlich durch den Lebensstil beeinflussen.

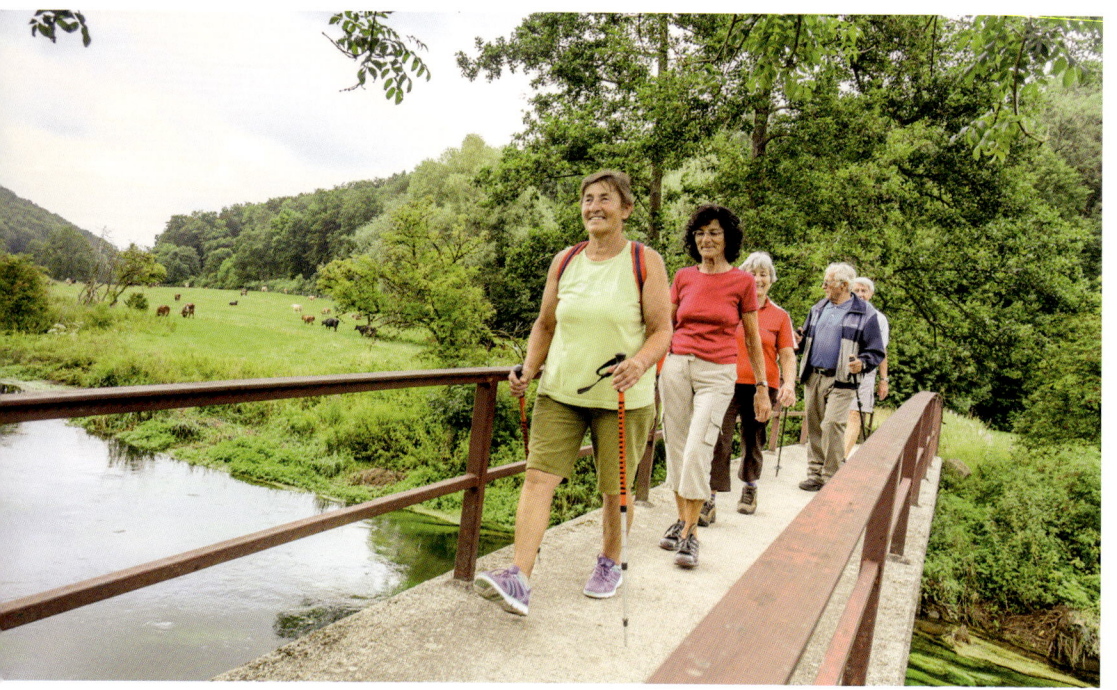

Ein gesunder Lebensstil mit regelmäßiger Bewegung entlastet die Betazellen

→ Lebensstil

Die wichtigsten Faktoren, die einer Zuckerkrankheit „den Wind aus den Segeln" nehmen, sind Bewegung und Gewichtsabnahme; wobei der regelmäßigen Bewegung die noch größere Bedeutung zukommt. Ein ungesunder Lebensstil hingegen belastet die Betazellen zusätzlich.

Mit einem gesunden Lebensstil ist es auch möglich, einen schlechten genetischen Hintergrund auszugleichen.

Umgekehrt kann man trotz exzellenter Gene durch einen ungesunden Lebensstil in Ausnahmefällen ebenfalls an Diabetes erkranken.

Einen mittleren genetischen Hintergrund kann man mit dem Lebensstil sowohl positiv ausgleichen als auch negativ verstärken.

→ Beschleunigende oder bremsende Faktoren

Manchmal kommt es zu einer sprungartigen Verschlechterung der Krankheit. Dafür können schwere Infekte wie eine Lungenentzündung, aber auch große Operationen die Auslöser sein. Man nimmt an, dass bei Infekten Autoimmunprozesse in der Bauchspeicheldrüse eine Rolle spielen. Die Immunabwehr richtet sich dann gegen den eigenen Körper. Warum Operationen zu einer Verschlechterung führen, ist bislang nicht bekannt.

Bremsend auf das Fortschreiten der Krankheit wirkt sich ein gesunder Lebensstil aus, weil dieser einerseits die Betazellen entlastet und andererseits die Insulinempfindlichkeit verbessert.

Muss sich der Diabetiker einer Operation unterziehen, so kann das zu einer Verschlechterung des Diabetes führen

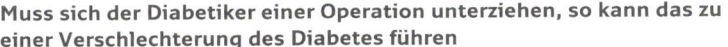

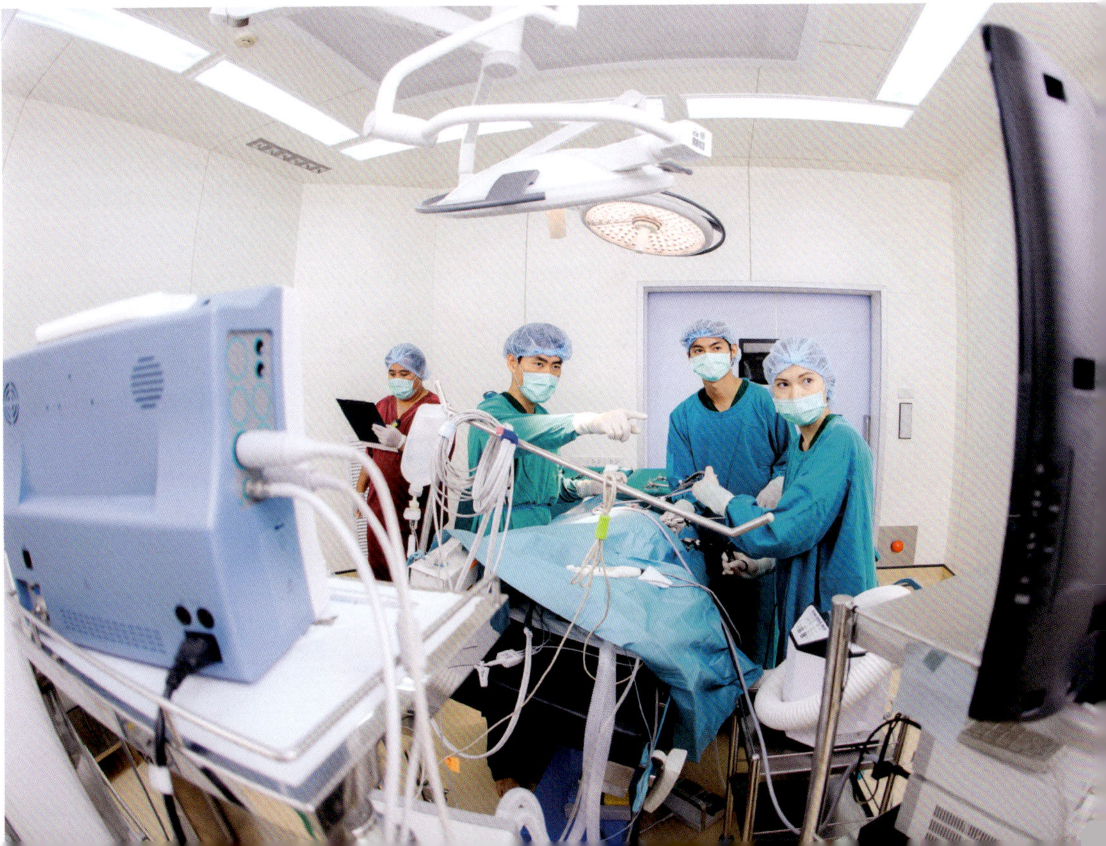

Ihre Fragen – unsere Antworten

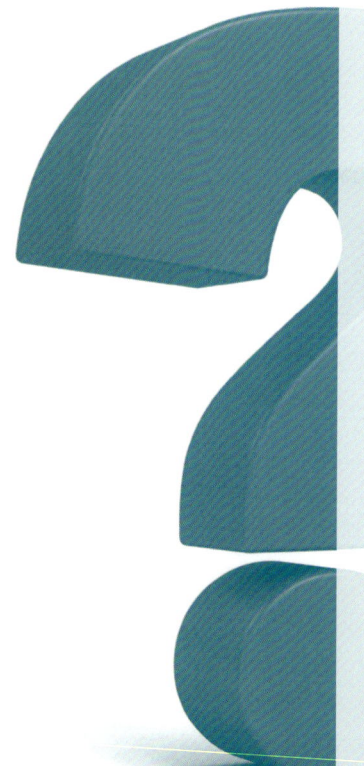

→ *Warum spüren Diabetiker so lange nichts von ihrer Krankheit?*

Einerseits entwickeln sich viele Symptome erst durch sehr hohen Blutzucker oder durch Insulinmangel, wie es im fortgeschrittenen Krankheitsstadium der Fall ist. Andererseits entwickeln sich Krankheit und Symptome so langsam, dass sich Betroffene an die Veränderungen allmählich gewöhnen und diese nicht unmittelbar wahrnehmen. Darüber hinaus werden unspezifische Beschwerden oft nicht mit der Krankheit Diabetes in Zusammenhang gebracht.

→ *Wie sehen die typischen Symptome einer Zuckerkrankheit aus?*

Die folgenden Beschwerden können allein oder in Kombination auftreten: Müdigkeit, Leistungsschwäche, verminderte psychische Belastbarkeit, vermehrter Durst, häufiger Harndrang, Hautinfektionen und gestörte Wundheilung, Sehstörungen, selten auch ungewollter Gewichtsverlust und Muskelschwäche.

→ *Ich fühle mich oft so müde. Ist das bereits ein Zeichen, dass ich Diabetes habe?*

Nicht unbedingt. Leistungsschwäche kann neben Diabetes auch zahlreiche andere Ursachen haben. Trotzdem sollten Sie dies zum Anlass nehmen, Ihren Blutzuckerwert bestimmen zu lassen. Ist er normal, können Sie beruhigt sein; ist er erhöht, so können Sie frühzeitig etwas dagegen unternehmen.

→ *Kann ich durch einen gesunden Lebensstil das Fortschreiten der Krankheit verzögern?*

Auf jeden Fall! Selbst eine ungünstige genetische Veranlagung kann damit bis zu einem gewissen Grad ausgeglichen werden. Ein gesunder Lebensstil entlastet die Insulin produzierenden Betazellen der Bauchspeicheldrüse und verbessert die Aufnahme von Insulin in die Körperzellen. Von besonderer Bedeutung sind dabei regelmäßige Bewegung und bei Übergewicht eine Gewichtsreduktion.

Ursachen und Risikofaktoren

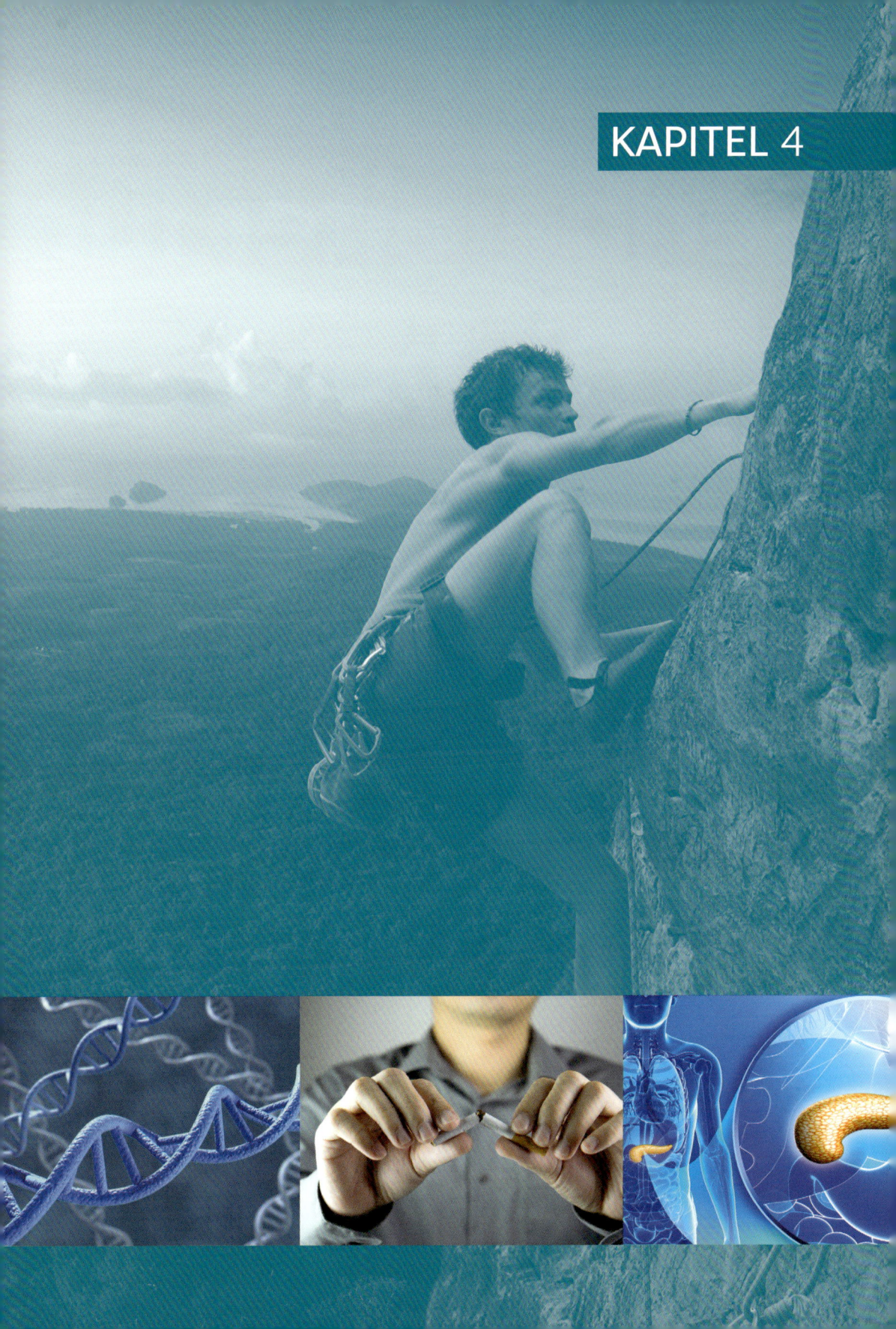

KAPITEL 4

Wegbereiter für den Diabetes

Meine Schwester und der Hobbykoch

„Dieser Mann tut dir nicht gut", habe ich meine Schwester Silvia schon vor Jahren gewarnt. Ein leidenschaftlicher Hobbykoch, der gerne fette und deftige Gerichte auf den Tisch bringt, der lieber vor dem Fernseher sitzt, als sich zu bewegen, und der jedes Gramm Übergewicht an ihr liebt.

Dabei haben wir beide ein vererbtes Risiko für Diabetes. Unser Vater und beide Großmütter waren davon betroffen. Ich versuche, dem entgegenzuwirken, indem ich viel Sport betreibe und vernünftig esse.

Aber wann immer ich in den vergangenen Jahren vorsichtig versucht habe, Silvia auf einen gesünderen Lebensstil hinzuweisen, bekam ich eine Abfuhr.

Vor zwei Monaten stand sie dann weinend vor meiner Tür. Diagnose Prädiabetes. Erinnerungen wie die Fußamputation unserer Großmutter und der Schlaganfall unseres Vaters versetzten sie in panische Angst. „So weit will ich es nicht kommen lassen! Hilf mir!", flehte sie.

Also haben wir uns zusammengesetzt, einen Ernährungsplan erstellt und schon am nächsten Tag begonnen, regelmäßig lange Spaziergänge zu machen. Inzwischen ist sie in einer Nordic-Walking-Gruppe, genießt die Bewegung und freut sich, dass ihre Blutzuckerwerte langsam zurückgehen.

Und der Hobbykoch? Kaum zu glauben, aber auch er fängt langsam an, sich an die neue Art der Ernährung zu gewöhnen und seinen Kochstil umzustellen. Meine Schwester ist ihm offensichtlich wichtiger als ein fetter Schweinsbraten ...

Sophie, 42

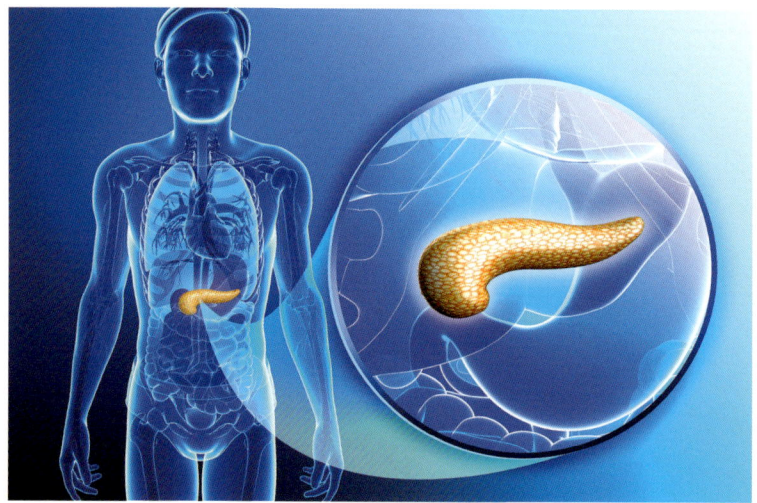

Die Bauchspeicheldrüse
ist das wichtigste Organ
zur Regulierung des
Blutzuckerspiegels

„Warum gerade ich?", fragen sich wohl viele Menschen, bei denen Diabetes festgestellt wurde. Die häufig vertretene Mei-
nung, die „Zuckerkrankheit" bekämen nur faule Dicke, bietet
wohl keine befriedigende Antwort. Denn nicht alle Diabetiker
sind „faul und dick" und nicht alle „faulen Dicken" leiden an
Diabetes. Typ-2-Diabetes hängt zwar eng mit dem Lebensstil
zusammen, allerdings spielt auch die Vererbung eine Rolle.
Es gibt mehrere Gründe, warum bei manchen Menschen der
Zuckerstoffwechsel nicht funktioniert und sich zu viel Glukose
im Blut ansammelt. Bevor wir darauf eingehen, ein Überblick
über den gesunden Stoffwechsel und die Rolle von Bauchspeicheldrüse und Insulin.

Stoffwechselzentrale Pankreas

Die Bauchspeicheldrüse (Pankreas) ermöglicht die Verdauung im Darm und ist das wichtigste Organ für die Regulation des Blutzuckerspiegels. Die Drüse liegt quer im Oberbauch zwischen Magen, Milz und Leber und ist zwischen 15 und 20 cm lang. Sie nimmt eine zentrale Rolle im menschlichen Stoffwechsel ein.

Eine Aufgabe dieses Organs ist die **Aufspaltung der Nahrung.** Die Drüse gibt mit dem „Bauchspeichel" Verdauungsenzyme in den Darm ab, die die aufgenommene Nahrung für den Organismus verwertbar machen. Bestimmte Enzyme in dieser Flüssigkeit (Amylase, Lipase und Chymotrypsin) unterstützen die Aufspaltung von Kohlenhydraten, Fett und Eiweiß in Einzelteile, sodass sie von der Darmwand aufgenommen und ins Blut weitertransportiert werden können.

Die zweite enorm wichtige Aufgabe der Bauchspeicheldrüse ist die **Produktion der Hormone Insulin und Glukagon.** Gebildet werden diese Botenstoffe in den so genannten Langerhans'schen Inseln, das sind Zellansammlungen, die über die ganze Bauchspeicheldrüse verstreut liegen. Von dort werden diese Hormone direkt ins Blut abgegeben. Für die Produktion von Insulin sind so genannte Betazellen, für Glukagon die Alphazellen in den Langerhans'schen Inseln verantwortlich. Insulin senkt den Blutzuckerspiegel, Glukagon erhöht ihn. Die Bauchspeicheldrüse registriert, wenn sich der Zuckerspiegel im Blut verändert. Ist er zu hoch, produzieren die Betazellen vermehrt blutzuckersenkendes Insulin. Ist der Zuckerspiegel zu niedrig, wird von den Alphazellen Glukagon ausgeschüttet.

Wissen in Kürze:

Insulin ist ein Hormon (Botenstoff), das über einen Rezeptor, also eine Andockstelle, den Zuckerstoffwechsel in Organen und Zellen reguliert. Man kann sich das Insulin als Schlüssel und den Rezeptor als Schloss vorstellen. Passt der Schlüssel ins Schloss, so wird eine Reaktion ausgelöst. In diesem Fall wird mit Schlüssel und Schloss „das Tor geöffnet" und Zucker (Glukose) aus dem Blut in jene Körperzellen geschleust, wo er als Energie gebraucht wird. Dadurch sinkt der Zuckerspiegel im Blut.

Es gibt Organe/Gewebe, die Glukose ohne Hilfe von Insulin aufnehmen können, sowie insulinabhängige Zellen. Gehirn, Skelettmuskulatur, Fettgewebe und Leber benötigen für den Glukosestoffwechsel Insulin.

Glukose ist der chemische Name für Traubenzucker und ein unverzichtbarer Energielieferant, in erster Linie für Gehirn und Muskulatur. Quellen für Glukose sind einerseits die Kohlenhydrate in der Nahrung, andererseits die körpereigene Produktion in der Leber.

In der Muskulatur und in der Leber wird Glukose in Form von Glykogen gespeichert und bei Bedarf ins Blut abgegeben.

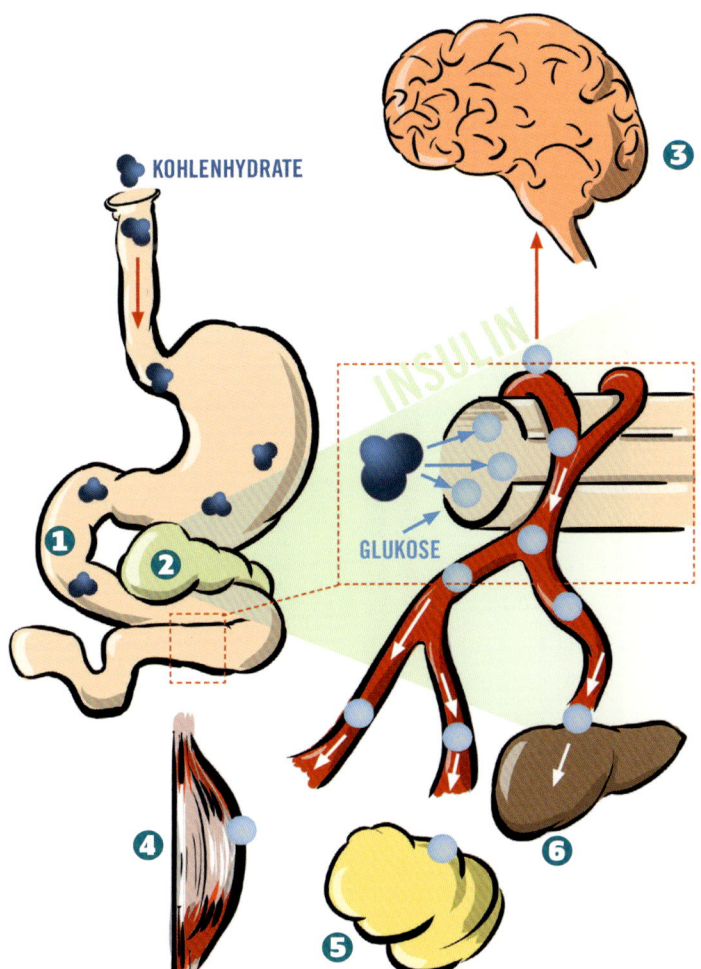

KOHLENHYDRATE

INSULIN

GLUKOSE

Kohlenhydrate werden im Verdauungstrakt **(1)** in Glukose umgewandelt und gelangen dann ins Blut. Mithilfe von Insulin aus der Bauchspeicheldrüse **(2)** wird die Glukose in die Körperzellen, vor allem Gehirn **(3)** und Skelettmuskulatur **(4)**, geschleust. Ein Teil wird auch in die Leber **(6)** und ins Fettgewebe **(5)** transportiert, wo es als Glykogen gespeichert wird.

Der gesunde Stoffwechsel

Durch die Nahrung aufgenommene Kohlenhydrate werden durch Enzyme im Verdauungstrakt in Zuckerteilchen zerlegt und zu Glukose umgebaut. Durch die Darmwand gelangt Glukose ins Blut und wird von dort mithilfe von Insulin zur Energieversorgung in die jeweiligen Körperzellen geschleust.

Unmittelbar nach einer Mahlzeit, wenn sich die Glukose noch im Blut befindet, steigt der Blutzuckerspiegel an. Wie schnell dies der Fall ist, hängt von den zugeführten Kohlenhydraten ab. Zweifachzucker (Haushaltszucker, Süßigkeiten) werden

rasch in Glukose umgewandelt, weil sie nur aus zwei Molekü-
len bestehen – der Blutzuckerspiegel schnellt also in die Höhe.
Komplexer Mehrfachzucker, der aus vielen Kohlenhydratmole-
külen besteht, wird langsamer zu Glukose abgebaut. Daher
steigt der Zuckerspiegel im Blut nur allmählich an.

Mithilfe von Insulin wird Glukose dann aus dem Blut in die jeweiligen Körperzellen transportiert und der Blutzuckerspiegel
sinkt binnen weniger Stunden wieder ab. Auch die körpereigene Glukoseproduktion in der Leber wird nach einer Mahlzeit
deutlich reduziert, weil ihr signalisiert wird, dass kein Mangel
besteht. Dafür ist der fallende Glukagonspiegel nach einer
Mahlzeit verantwortlich.

Dieser Mechanismus ist beim Diabetiker gestört.

Mithilfe von Insulin wird im Normalfall Glukose aus dem Blut in die Körperzellen transportiert

Was läuft schief bei Zuckerkranken?

Produziert die Bauchspeicheldrüse zu wenig Insulin (Insulinmangel) oder kann das Insulin nicht auf die Körperzellen wirken (Insulinresistenz), so wird der Zucker von den jeweiligen
Zielzellen nicht aufgenommen, sondern bleibt im Blut hängen.
Der Blutzucker ist daher zu hoch und gleichzeitig fehlt den Zellen die Energie.

Dies ruft wiederum die Leber auf den Plan und veranlasst sie,
aus ihrem Glukosespeicher Zucker zur Verfügung zu stellen
und zum Weitertransport ins Blut zu leiten. Daher sammelt

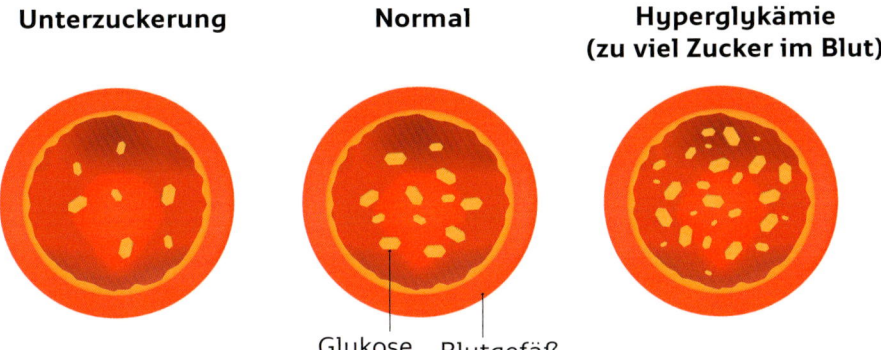

Unterzuckerung   **Normal**   **Hyperglykämie**
                                                 (zu viel Zucker im Blut)

Glukose   Blutgefäß

sich noch mehr Glukose im Blut an und der Blutzuckerspiegel steigt weiter. Eine zu hohe Zuckerkonzentration im Blut nennt man Hyperglykämie.

Einerseits ist bei Diabetikern also die körpereigene Glukose-produktion in der Leber gestört, andererseits werden Kohlen-hydrate nach dem Essen schlechter verstoffwechselt.

Nach der Umwandlung von Kohlenhydraten in Glukose wird beim Nicht-Diabetiker der Zucker aus dem Blut zu jenen Kör-perzellen transportiert, welche die Energie benötigen. Ein wichtiges Ziel ist die Skelettmuskulatur, wo die Glukose dann verbrennt.

Schon das Diabetes-Vorstadium kann Schäden verursachen

Leidet ein Diabetiker unter Insulinresistenz, ist der Zugang zum Skelett erschwert und die Glukose schwimmt länger im Blut. Darüber hinaus wird überschüssige Glukose nicht zur Speicherung in Form von Glykogen in Leber und Muskulatur weitergeleitet – auch aus diesem Grund bleibt der Zucker länger im Blut.

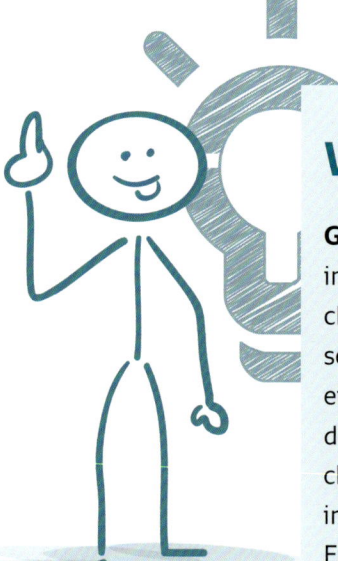

Wissen in Kürze:

Glykogen: Glukose kann vom Körper in der Muskulatur und in der Leber in Form von so genanntem Glykogen gespeichert werden. Glykogen setzt sich aus vielen Hundert Glukosemolekülen zusammen, die im Zuge der Speicherung zu einem sehr großen Mehrfachzucker werden. Wann immer der Körper vermehrt Glukose benötigt, wird dieses gespeicherte Glykogen wieder in Einzelmoleküle zerlegt, die dann ins Blut abgegeben werden.

Ein gesunder Mensch kann rund 450 Gramm Glukose in Form von Glykogen speichern, davon 150 Gramm in der Leber. Das entspricht ungefähr 1.800 kcal.

Prädiabetes – nicht so harmlos, wie es klingt!

Ja, Prädiabetes ist – wie der Name schon andeutet – noch kein „echter" Diabetes, sondern eine Vorstufe.

Nein, Prädiabetes ist keineswegs harmlos. Denn das Risiko für schwer wiegende Folgeschäden ist bereits erhöht. Allerdings besteht in diesem Vorstadium eines Diabetes noch die Möglichkeit, der drohenden Zuckerkrankheit allein durch Lebensstilmaßnahmen effektiv entgegenzuwirken.

Im Rahmen des Prädiabetes sind zwei pathologische Situationen besonders gefährlich: das metabolische Syndrom und die gestörte Glukosetoleranz.

1. Metabolisches Syndrom

Darunter versteht man eine Kombination mehrerer Risikofaktoren. Zu den erhöhten Blutzuckerwerten kommen Übergewicht (v.a. Fettansammlung im Bauchbereich), Bluthochdruck, eine Fettstoffwechselstörung und eine beginnende Insulinresistenz hinzu. Nach internationalen Richtlinien spricht man dann von einem metabolischen Syndrom, wenn mindestens drei der genannten Faktoren vorliegen und die in der nachfolgenden Tabelle angeführten Grenzwerte überschritten werden.

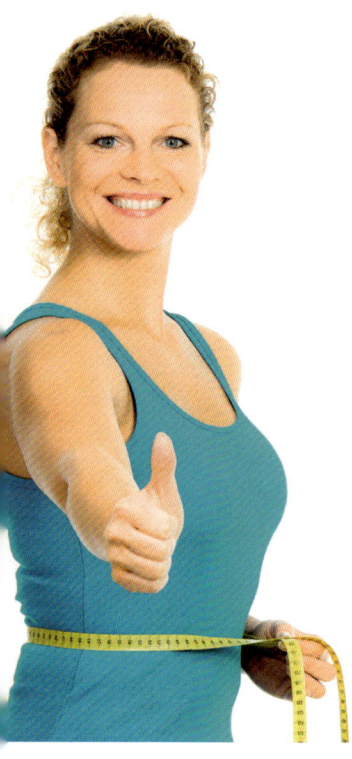

Tab.: Grenzwerte für das metabolische Syndrom	
Nüchternblutzucker	> 100 mg/dl
Bauchumfang	> 88 cm (Frauen) > 102 cm (Männer)
Blutdruck	> 130/85 mmHg
HDL-Cholesterin	< 40 mg/dl (Männer) < 50 mg/dl (Frauen)
Triglyzeride	> 150 mg/dl

Mehr als 80% aller Menschen mit Diabetes weisen zusätzlich zu den erhöhten Blutzuckerwerten solche Risikofaktoren auf. Doch das metabolische Syndrom wird in den meisten Fällen von den Betroffenen nicht wirklich als Problem wahrgenommen. Warum? Ab einem gewissen Alter legt man eben an Gewicht zu und es entwickelt sich ein Wohlstandsbäuchlein, der Blutdruck steigt, die Blutfette sind nicht mehr so, wie sie sein sollten, und irgendwann entdeckt man, dass auch der Blutzuckerwert nicht ganz ideal ist. Alles für sich allein betrachtet doch kein großes Problem, oder?

Doch!
Jeder dieser Faktoren allein stellt bereits ein Risiko für eine Herz-Kreislauf-Erkrankung dar. Gemeinsam potenziert sich die Gefahr!

Das metabolische Syndrom ist ein wahrer Teufelskreis, aus dem es jedoch einen Ausweg gibt! Mit entsprechenden Lebensstilmaßnahmen lassen sich die einzelnen Risikofaktoren signifikant reduzieren bzw. ausschalten. Mehr über diese Maßnahmen erfahren Sie in den Kapiteln „Vorbeugung" und „Behandlung" auf den *Seiten 100 und 120.*

2. Gestörte Glukosetoleranz

Liegt eine gestörte Glukosetoleranz vor, kann der Zucker nach einer Mahlzeit nicht entsprechend verwertet und aus dem Blut abgebaut werden. Diese Störung kann durch einen speziellen Glukosetoleranztest festgestellt werden (siehe unten*)*. Der Patient trinkt dafür eine Zuckerlösung (75 g Glukose auf 1/4 l Wasser). Es wird zweimal Blut aus der Vene abgenommen und der Blutzucker gemessen: das erste Mal nüchtern und das zweite Mal zwei Stunden nach Trinken der Lösung.

Glukosetoleranztest

1. Messung: unter 100 = Normalwert

1. Messung: 100–125 = Prädiabetes
   („gestörter Nüchternblutzucker")

1. Messung: über 125 = Diabetes

2. Messung: unter 140 = Normalwert

2. Messung: 140–199 = Prädiabetes
   („gestörte Glukosetoleranz")

2. Messung: über 199 = Diabetes

Verglichen mit dem gestörten Nüchternblutzucker stellt die gestörte Glukosetoleranz jedoch das weitaus größere Risiko für die Blutgefäße dar.

Besiegen Sie den Prädiabetes!

Prädiabetes ist zwar keineswegs harmlos, weil durch den Zucker die Gefäße bereits geschädigt werden können. Doch die gute Nachricht lautet: Prädiabetes kann man rückgängig machen!

Drei Maßnahmen können hier wahre Wunder wirken:
→ Gewichtsreduktion (zumindest um 5–10% des Körpergewichts)
→ Regelmäßige Bewegung (z.B. täglich 30 Minuten körperliche Belastung durch flottes Gehen, Joggen, Nordic Walking, Radfahren bzw. pro Woche insgesamt 150 Minuten Sport)
→ Umstellung der Ernährung auf eine ballaststoffreiche Kost mit komplexen Kohlenhydraten

Durch diese Lebensstilmaßnahmen kann man zwar die genetische Disposition (= vererbte Anfälligkeit) nicht beeinflussen, allerdings lässt sich das Risiko für Folgeschäden weitgehend reduzieren. Sie haben somit Ihren Prädiabetes besiegt!
Studien zeigen, dass auch manche Diabetesmedikamente bei Menschen mit Prädiabetes die Manifestation eines echten Diabetes zumindest verzögern können. Keines dieser Medikamente ist jedoch so erfolgreich wie eine langfristige Veränderung der Lebensgewohnheiten.

Nicht jeder ist selbst „schuld" an der Zucker-
krankheit

So entsteht die Krankheit

„Alles genetisch" oder „selber schuld"? – Wenngleich einem
ungesunden Lebensstil auch eine enorme Bedeutung bei der
Entstehung der Zuckerkrankheit zukommt, so ist es doch un-
fair, allen Typ-2-Diabetikern die Schuld an ihrer Erkrankung
zuzuschieben. Denn gerade beim Typ-2-Diabetes spielt die
Vererbung eine wesentliche Rolle. In den allermeisten Fällen
wird ein Diabetes sowohl durch genetische als auch durch Le-
bensstilfaktoren ausgelöst.

Vieles können Sie selbst beeinflussen

Bei der Entstehung der Zuckerkrankheit spielen in erster Linie
Lebensstil und Vererbung eine Rolle. Daneben gibt es aber
auch noch andere Faktoren, die die Krankheit und deren gefährliche Folgeerkrankungen begünstigen. Manche dieser Faktoren sind nicht beeinflussbar, andere sehr gut.

Die häufigsten Risikofaktoren und ihre Auswirkungen:

→ Risikofaktor Vererbung (nicht beeinflussbar)

Dem Typ-2-Diabetes liegt wesentlich öfter eine genetische Disposition zugrunde als dem Diabetes vom Typ 1. Abhängig davon, wie viele Familienangehörige daran erkrankt sind, steigt das eigene Risiko. Das heißt aber nicht, dass Sie zwangsläufig Diabetes bekommen, wenn Eltern oder Großeltern an der Krankheit leiden. Denn genetische Disposition bedeutet lediglich, dass die Anlage bzw. die Bereitschaft für die Entstehung der Krankheit im Körper vorhanden ist. Ob und wie schnell sich ein Diabetes dann tatsächlich manifestiert, hängt in großem Ausmaß vom eigenen Lebensstil ab.

Sie können ererbte „schlechte Gene" durch einen gesunden Lebensstil sehr gut ausgleichen. Daher ist es umgekehrt auch möglich, dass Vorfahren zwar die genetische Belastung an Sie weitergegeben haben, aufgrund ihres optimalen Lebensstils aber selbst nie an Diabetes erkrankt sind.

Typ-2-Diabetes ist grundsätzlich eine Kombination aus gestörter Insulinproduktion (die Betazellen in der Bauchspeicheldrüse funktionieren nicht ausreichend) und einer Insulinunempfindlichkeit des Körpers.

Die Betazellfunktion ist vererbt, bis zu einem gewissen Grad auch die Insulinempfindlichkeit. Während man die Betazellen selbst nicht verändern kann, sondern durch einen entsprechenden Lebensstil nur entlasten oder belasten kann, lässt sich die Insulinempfindlichkeit durch Bewegung und Gewichtsabnahme direkt und deutlich beeinflussen.

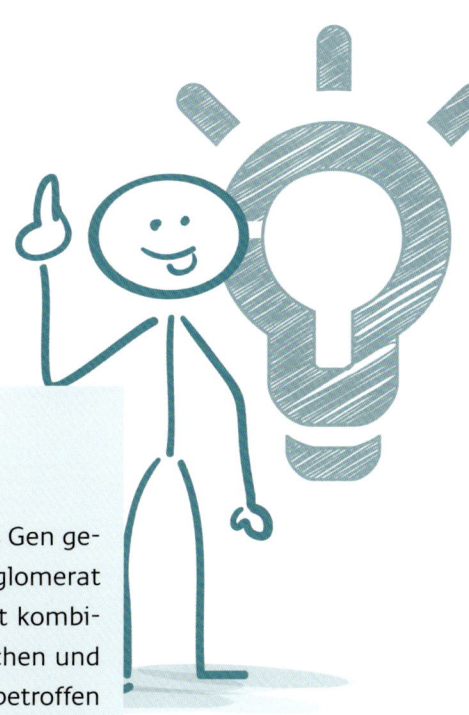

Wissen in Kürze:

Die **Betazellfunktion** wird nicht durch ein einziges Gen gesteuert, sondern es handelt sich dabei um ein Konglomerat aus Genzusammensetzungen. Dieses Konglomerat kombiniert sich in jeder Generation neu aus den männlichen und weiblichen Vorfahren. Je mehr Familienmitglieder betroffen sind, umso größer ist das Risiko, „schlechte Gene" mitbekommen zu haben.

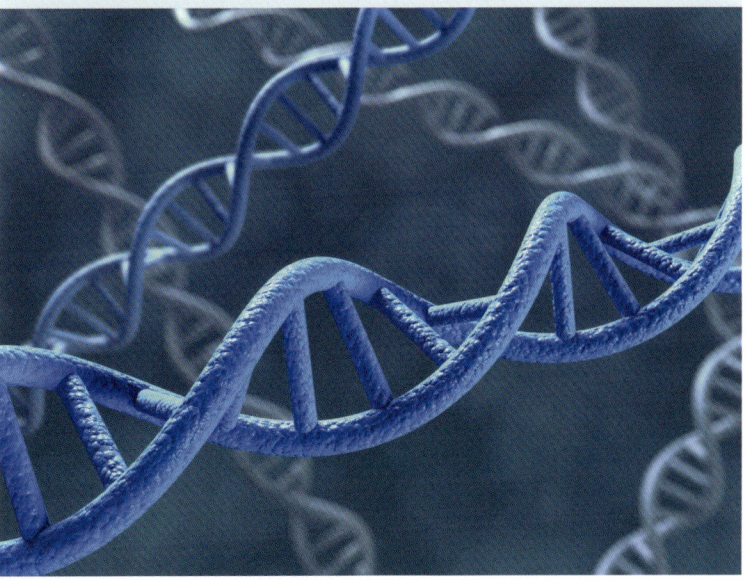

Wie groß ist das ererbte Risiko?

→ *Bei eineiigen Zwillingen:* Ist ein Zwilling an Typ-2-Diabetes erkrankt, so hat der andere ein Risiko von 80–100%.

→ *Geschwister* eines Typ-2-Diabetikers haben ein Erkrankungsrisiko von 20–40%.

→ Als *Kind* eines Typ-2-Diabetikers trägt man ein Risiko von 25–50%. Sind beide Eltern zuckerkrank, steigt das Risiko auf ca. 60%.

→ *Töchter* und *Enkeltöchter* von Betroffenen sind zudem gefährdet, während der Schwangerschaft einen Gestationsdiabetes zu entwickeln.

→ Risikofaktor Alter (nicht beeinflussbar)

Ab dem 40.–45. Lebensjahr lässt die Wirkung des Hormons In-sulin allmählich nach. Auch der Stoffwechsel wird langsamer. Da sich mit zunehmendem Alter die Blutgefäße verändern und steifer bzw. brüchiger werden, steigt auch die Gefahr für Ge-fäßerkrankungen als Folge eines Diabetes.

→ Risikofaktor Bauchumfang (beeinflussbar)

Im Gegensatz zu Fettpolstern an Hüfte, Po und Oberschenkeln stellt Bauchfett eine große Gefahr für die Gesundheit dar. Es handelt sich dabei um so genanntes viszerales Fett, das sich um die Organe im Bauch und zwischen den Darmschlingen anlagert. Dieses Fett sendet Substanzen aus, die verschiedene krank machende Entzündungsprozesse im Körper auslösen können. Unter anderem trägt es zur Schädigung der Blutge-fäßwände bei. Viszerales Fett wirkt sich negativ auf den Blutzuckerspiegel aus, erhöht das Risiko für die Entwicklung eines Diabetes Typ 2 und fördert auch gefährliche Gefäßschädigungen, die letztlich für Komplikationen und Folgeerkrankungen des Diabetes verantwortlich sind.

Der Bauchumfang (gemessen morgens vor dem Frühstück in Nabelhöhe) sollte bei Frauen maximal 88 cm, bei Männern maximal 102 cm betragen. Als „Vorwarnstufe" gelten international bereits Werte von > 80 cm für Frauen und > 94 cm für Männer.

Die schlechte Nachricht: Wo sich bei uns die überflüssigen Kilos ansammeln, ob man ein Apfeltyp (Bauchfett) oder ein Birnentyp (Hüftpolster) ist, können wir selbst nicht beeinflussen.

Die gute Nachricht: Bei Gewichtsreduktion durch verringerte Kalorienzufuhr und Sport schmilzt das Bauchfett zuerst dahin. Denn es spricht sehr gut auf Bewegung an.

Mehr zu gesunder Ernährung und Bewegung als Vorbeugungsmaßnahme lesen Sie ab *Seite 100.*

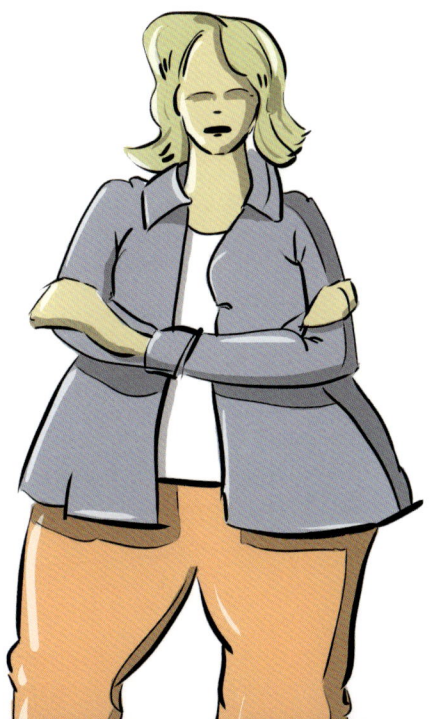
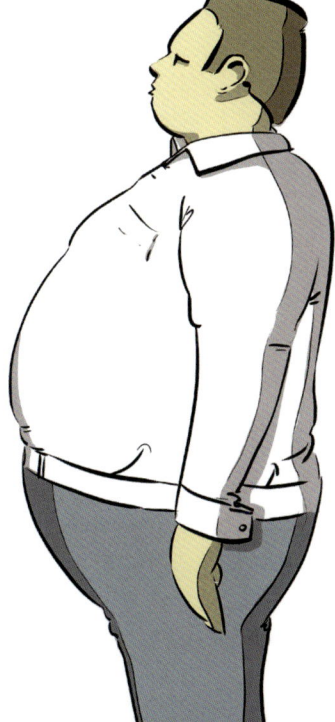

→ Risikofaktoren Übergewicht und falsche Ernährung (beeinflussbar)

Nicht nur das Bauchfett, sondern auch generelles Übergewicht, das sich über den Körper verteilt, spielt eine Rolle in der
Entwicklung der Zuckerkrankheit. Die Gründe: Einerseits benötigt die höhere Körpermasse (Fett und Muskeln) natürlich an
sich mehr Insulin. Andererseits lässt die Empfindlichkeit der
Insulinrezeptoren bei übergewichtigen Menschen nach. Je
mehr Übergewicht jemand auf die Waage bringt, umso un-
empfindlicher werden diese Andockstellen und umso weniger
kann das ausgeschüttete Insulin wirken. Also kommt es zu einer Insulinresistenz und somit letztendlich zum Zuckerüberschuss im Blut.

Vor allem ein hoher Anteil an tierischen Fetten in der Ernährung und ein Mangel an Ballaststoffen erhöhen das Risiko.
Zum einen, weil diese Art von Ernährung sehr häufig zu Übergewicht führt, was ein Risikofaktor an sich ist. Zum anderen,
weil Nahrungsmittel mit geringem Ballaststoffanteil (z.B.
Weißmehlprodukte) den Blutzucker in die Höhe schnellen lassen und zu Zuckerspitzen führen.

Vererbung allein macht nicht dick

Übergewicht und falsche Ernährung als Risikofaktoren wären zu vermeiden und natürlich gut beeinflussbar. Denn in den allermeisten Fällen ist das Übergewicht auf zu hohe Kalorienzufuhr, ungesunde Nahrungsmittel und zu geringen Kalorienverbrauch (sprich, zu wenig Bewegung) zurückzuführen.
Manchmal spielen allerdings auch seelische Aspekte wie Depression, Stress, Frustration und Einsamkeit eine Rolle. In eher seltenen Fällen führen Krankheiten zu einer Gewichtszunahme. Dies trifft vor allem auf eine Schilddrüsenunterfunktion zu. Auch bei manchen Medikamenten (z.B. gegen Depression) gehört dies zu den unerwünschten Nebenwirkungen.
Und wie steht es mit der viel zitierten „Veranlagung" zum Übergewicht? Zwar besteht in einigen wenigen Fällen ein echter Zusammenhang mit der genetischen Disposition, doch Vererbung allein macht nicht dick! Vielmehr ist ein Zusammenspiel von Veranlagung und Lebensgewohnheiten die Ursache; die genetische Veranlagung macht dabei ca. 40% aus. Der überwiegende Teil des Problems wäre also veränderbar.
Näheres über die richtige Ernährung zur Vorbeugung und zur Behandlung eines Diabetes lesen Sie auf den *Seiten 100 und 120.*

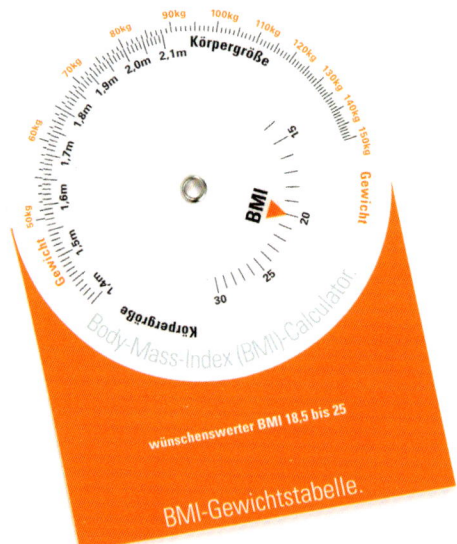

Als Parameter für Gesundheitsrisiken wird nicht nur der Bauchumfang herangezogen, sondern auch der **BMI (Body-Mass-Index).** Bei einem BMI über 25 besteht bereits Übergewicht, über 30 sogar Adipositas (Fettleibigkeit), die mit noch größeren Gefahren für die Gesundheit einhergeht.

Berechnet wird der BMI folgendermaßen: Körpergewicht (in kg) dividiert durch Körpergröße (in m) zum Quadrat

BMI < 18,5 = Untergewicht

BMI 18,5 – < 25 = Normalgewicht

BMI 25 – < 30 = Übergewicht

BMI 30 – < 35 = Adipositas Grad 1

BMI 35 – 40 = Adipositas Grad 2

BMI > 40 = Adipositas Grad 3

→ **Risikofaktor Bewegungsmangel (beeinflussbar)**

Couch-Potatoes haben gleich aus mehreren Gründen ein erhöhtes Risiko, eines Tages an Diabetes zu erkranken:

- → Bewegung kurbelt den Stoffwechsel an. Bewegungsmuf-
  fel bauen daher auch weniger Blutzucker ab.
- → Regelmäßige körperliche Aktivität kann erhöhten Blutdruck senken, wodurch ein weiterer Risikofaktor beeinflusst wird. Wer sich nicht bewegt, vertut diese Chance.
- → Bewegungsmangel fördert Übergewicht, einen wichtigen
  Risikofaktor für Diabetes.

→ **Risikofaktor Bluthochdruck (beeinflussbar)**

„Was hat Bluthochdruck mit Diabetes zu tun?", werden Sie
sich vielleicht fragen. Ganz einfach: Bluthochdruck in Kombination mit hohem Blutzucker erhöht die Gefahr für Folgeschäden enorm. Der Hochdruck in den Arterien wirkt sich negativ
auf die Gefäße aus und kann zu einem Schlaganfall wie auch
zu Augenschäden führen. Bei Diabetikern setzt sich zusätzlich
ein Übermaß an Zucker in den Wänden der Blutgefäße ab und
schädigt diese ebenso wie tierische Fette. Aus diesem Grund
ist das Triumvirat Bluthochdruck – Fettstoffwechselstörung –
erhöhter Blutzucker eine Zeitbombe für die Gesundheit unserer Blutgefäße.

Für hohen Blutdruck kann ein ungesunder Lebensstil (Übergewicht, Bewegungsmangel, Stress, Alkohol, Nikotin, salzreiche
Ernährung) verantwortlich sein. Bei Frauen spielt auch der
Wegfall der gefäßschützenden Östrogene nach der Menopause eine Rolle.

→ Risikofaktor Fettstoffwechselstörung (beeinflussbar)

Warum sollten bei hohen Blutzuckerwerten stets auch Blutfette wie Cholesterin und Triglyzeride kontrolliert werden?

- → Durch zu viel Cholesterin werden Gefäßschädigungen (z.B. Herzinfarkt) als Folgeerkrankungen eines Diabetes begünstigt.
- → Eine Erhöhung der Triglyzeridwerte hingegen steht mit Insulinmangel bzw. verminderter Insulinwirkung in Zusammenhang.

Beim **Cholesterin** unterscheidet man das „gute" HDL-Cholesterin, das am besten über 60 mg/dl betragen sollte, und das „schlechte" LDL-Cholesterin, dessen Wert bei Diabetespatienten unter 70 mg/dl liegen sollte.

HDL-Cholesterin (High Density Cholesterol) transportiert nicht benötigtes Cholesterin aus dem Blut, aber auch aus geschädigten Gefäßen wieder ab, sodass es letztlich in der Leber abgebaut werden kann.

LDL-Cholesterin (Low Density Cholesterol) hingegen bringt das Cholesterin von der Leber über die Blutbahnen zu den Organen. Bei einem Überangebot an LDL-Cholesterin lagert sich dieses an den Gefäßwänden an und führt zu Atherosklerose.

Triglyzeride werden über das Blut zu den Gewebszellen transportiert, wo sie als Fettdepot und Energielieferant dienen. „Transportmittel" ist auch hier wie beim Blutzucker das Hormon Insulin. Bei Insulinmangel oder verminderter Insulinwirkung bleiben Triglyzeride im Blut zurück. Erhöhte Werte (über 150 mg/dl) können daher schon früh auf die Diabetesgefahr hinweisen.

→ Risikofaktor Prädiabetes (beeinflussbar)

Bei Prädiabetes ist der Blutzuckerwert bereits leicht erhöht. Er stellt eine Vorstufe der eigentlichen Erkrankung dar und ist damit ein erheblicher Risikofaktor für die Entstehung von Diabetes sowie auch für Folgeerkrankungen. Näheres darüber ab *Seite 201.*

→ Risikofaktor Gestationsdiabetes (nicht beeinflussbar)

Frauen, die während einer Schwangerschaft einen vorübergehenden Gestationsdiabetes (Schwangerschaftsdiabetes) entwickeln, sind stärker gefährdet, im Laufe ihres Lebens zuckerkrank zu werden.

→ Risikofaktor Rauchen (beeinflussbar)

Rauchen stellt auf zweifache Weise eine Gefahr für die Entwicklung eines Diabetes dar: Einerseits erhöht Rauchen die Insulinresistenz, damit wird die Wirkung des Insulins an den Körperzellen herabgesetzt. Andererseits wirkt Rauchen gefäßschädigend und ist somit auch ein Risikofaktor für gefäßbedingte Folgekrankheiten des Diabetes.

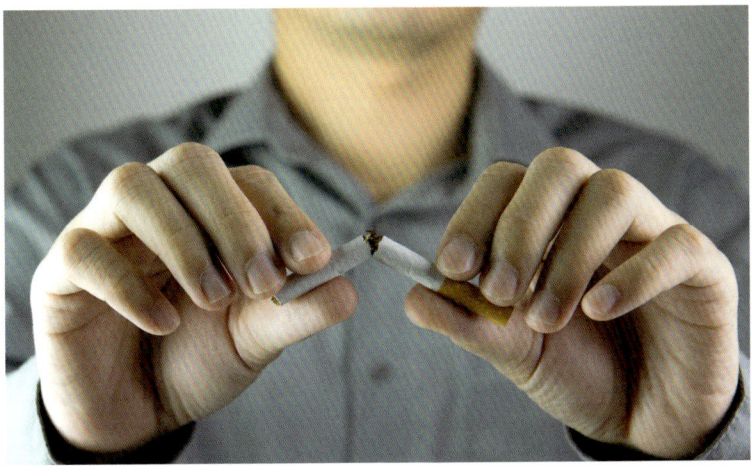

→ Risikofaktor hohes Geburtsgewicht (nicht beeinflussbar)

Ein Geburtsgewicht über 4 Kilogramm kann auf einen Gestationsdiabetes der Mutter hinweisen und damit auch die Diabetesgefahr für das Kind erhöhen. Siehe dazu den Abschnitt über Schwangerschaftsdiabetes auf *Seite 22*.

→ Risikofaktor Stress (beeinflussbar)

Stress als Gefahr für Diabetes und seine Folgekrankheiten ist Gegenstand mehrerer wissenschaftlicher Untersuchungen. Wie und warum Stress den Blutzucker beeinflusst, ist noch nicht eindeutig geklärt. Jedoch haben zahlreiche Studien gezeigt, dass chronischer Stress (sog. „Distress" ohne Erfolgserlebnisse und ohne Ruhepausen) die Manifestation eines Typ-2-Diabetes fördern kann.

Der Zusammenhang zwischen Stress und erhöhtem Blutzucker wird derzeit durch folgende zwei Hypothesen erklärt:
- → Stresshormone, die bei chronischer Belastung ausgeschüttet werden, haben einen Blutzuckeranstieg zur Folge.
- → Stress beeinflusst die Blutzuckereinstellung indirekt, weil Betroffene aus Zeitmangel einen ungesunden Lebensstil pflegen (Fehlernährung, Bewegungsmangel, Rauchen) und das notwendige Selbstmanagement der Erkrankung nicht oder nur mangelhaft durchführen.

Fest steht jedenfalls, dass Stress ein Risikofaktor für Herz-Kreislauf-Erkrankungen ist, die wiederum gefährliche Folgen des Diabetes sind.

Testen Sie, wie gefährdet Sie sind!

Wie groß ist Ihr persönliches Risiko?

Sie haben bei der Lektüre dieses Kapitels den einen oder anderen Risikofaktor bei sich selbst entdeckt und wollen nun wissen, wie groß die Gefahr ist, dass Sie in den nächsten Jahren einen Diabetes entwickeln? Dann haben Sie die Möglichkeit, mit der Beantwortung von acht einfachen Fragen des FIND-RISK-Tests herauszufinden, wo Sie stehen.
Der FINDRISK-Selbsttest wurde im Rahmen eines EU-Projekts ursprünglich in Finnland entwickelt. Grundlage waren die Daten einer zehnjährigen Studie an Frauen und Männern, die zu Studienbeginn nicht an Diabetes litten.

FINDRISK – einfach Ihr Diabetes-risiko testen

Mit nur acht einfachen Fragen können Sie ein mögliches Risiko, an Diabetes Typ 2 zu erkranken, für die nächsten zehn Jahre vorhersehen. Nutzen Sie die Chance, machen Sie den Test!

Wie alt sind Sie?

❏ unter 35 Jahren	0 Punkte
❏ 35 bis 44 Jahre	1 Punkt
❏ 45 bis 54 Jahre	2 Punkte
❏ 55 bis 64 Jahre	3 Punkte
❏ älter als 64 Jahre	4 Punkte

Wurde bei mindestens einem Mitglied Ihrer Verwandtschaft Diabetes diagnostiziert?

❏ nein	0 Punkte
❏ ja, in der nahen Verwandtschaft bei leiblichen Eltern, Kindern, Geschwistern	5 Punkte
❏ ja, in der entfernten Verwandtschaft bei leiblichen Großeltern, Tanten, Onkeln, Cousinen oder Cousins	3 Punkte

Welchen Taillenumfang messen Sie auf Höhe des Bauchnabels?

Frau	Mann	
❏ unter 80 cm	unter 94 cm	0 Punkte
❏ 80 bis 88 cm	94 bis 102 cm	3 Punkte
❏ über 88 cm	über 102 cm	4 Punkte

Machen Sie täglich mindestens 30 Minuten körperliche Bewegung?

❑ ja   0 Punkte
❑ nein   2 Punkte

Wie oft essen Sie Obst, Gemüse oder dunkles Brot (Roggen- oder Vollkornbrot)?

❑ jeden Tag   0 Punkte
❑ nicht jeden Tag   1 Punkt

Wurden Ihnen schon einmal Medikamente gegen Bluthochdruck verordnet?

❑ nein   0 Punkte
❑ ja   2 Punkte

Wurden bei Ihnen im Rahmen einer ärztlichen Untersuchung schon einmal zu hohe Blutzuckerwerte festgestellt?

❑ nein   0 Punkte
❑ ja   5 Punkte

Wie ist bei Ihnen das Verhältnis von Körpergröße zu Körpergewicht (Body-Mass-Index)?

❑ unter 25   0 Punkte
❑ 25 bis 30   1 Punkt
❑ über 30   3 Punkte

BMI-Tabelle siehe nächste Seite

Body-Mass-Index

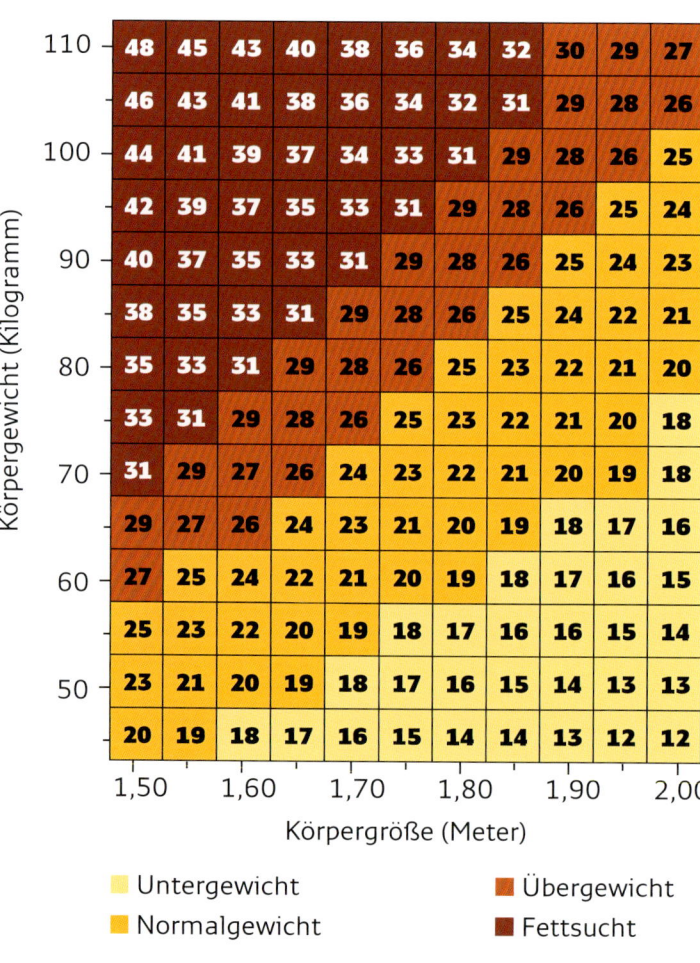

Körpergewicht (Kilogramm) / Körpergröße (Meter)

	1,50	1,60	1,70	1,80	1,90	2,00
110	48 45	43 40	38 36	34 32	30 29	27
	46 43	41 38	36 34	32 31	29 28	26
100	44 41	39 37	34 33	31 29	28 26	25
	42 39	37 35	33 31	29 28	26 25	24
90	40 37	35 33	31 29	28 26	25 24	23
	38 35	33 31	29 28	26 25	24 22	21
80	35 33	31 29	28 26	25 23	22 21	20
	33 31	29 28	26 25	23 22	21 20	18
70	31 29	27 26	24 23	22 21	20 19	18
	29 27	26 24	23 21	20 19	18 17	16
60	27 25	24 22	21 20	19 18	17 16	15
	25 23	22 20	19 18	17 16	16 15	14
50	23 21	20 19	18 17	16 15	14 13	13
	20 19	18 17	16 15	14 14	13 12	12

Körpergröße (Meter)

Untergewicht Übergewicht
Normalgewicht Fettsucht

FINDRISK – so hoch ist Ihr Diabetesrisiko
(in den nächsten 10 Jahren)

Unter 7 Punkte   1 Prozent*

Sie sind kaum gefährdet. Eine spezielle Vorsorge oder Vorbeugung ist in Ihrem Fall nicht nötig. Trotzdem schadet es natürlich nicht, auf eine gesunde Ernährung und ausreichend Bewegung zu achten.

7 bis 11 Punkte   4 Prozent*

Ein wenig Vorsicht ist für Sie durchaus angeraten, auch wenn Ihr Risiko für eine Diabeteserkrankung nur leicht erhöht ist. Wenn Sie sichergehen wollen, beachten Sie die folgenden Regeln:

→ Bei Übergewicht sollten Sie versuchen, 7% des Körpergewichts abzubauen.

→ Bewegen Sie sich an mindestens fünf Tagen in der Woche jeweils 30 Minuten so, dass Sie leicht ins Schwitzen geraten.

→ Fett sollte nur maximal 30% Ihrer Nahrung ausmachen.

→ Der Anteil gesättigter Fettsäuren (vorwiegend in tierischen Fetten) sollte 10% Ihrer Nahrung nicht übersteigen.

→ Nehmen Sie pro Tag 30 Gramm Ballaststoffe (wie z.B. in Vollkornprodukten, Gemüse, Obst) zu sich.

12 bis 14 Punkte   17 Prozent*

Wenn Sie in diese Risikogruppe fallen, sollten Sie Vorsorge-
maßnahmen auf keinen Fall auf die lange Bank schieben.
Dabei helfen können Expertentipps und Anleitungen zur Lebensstiländerung, die Sie alleine umsetzen. Greifen Sie auf
professionelle Hilfe zurück, wenn Sie merken, dass Sie auf diese
Weise nicht zurechtkommen.

15 bis 20 Punkte   33 Prozent*

Ihre Gefährdung ist erheblich: Ein Drittel der Patienten mit
diesem Risikograd erkranken in den nächsten zehn Jahren an
Diabetes. Das Unterschätzen der Situation könnte schlimme
Folgen haben. Im Idealfall nehmen Sie professionelle Hilfe in
Anspruch. Machen Sie einen Blutzuckertest!

Über 20 Punkte   50 Prozent*

Es besteht akuter Handlungsbedarf, denn es ist durchaus möglich, dass Sie bereits an Diabetes erkrankt sind. Das trifft für rund 35% der Personen zu, deren Punktwert über 20 liegt. Ein einfacher Blutzuckertest – beispielsweise in Ihrer Apotheke – kann als zusätzliche Information hilfreich sein. Allerdings ersetzt er nicht eine ausführliche Labordiagnostik zum Ausschluss einer bereits bestehenden Zuckerkrankheit. Daher sollten Sie umgehend einen Arzttermin vereinbaren.

* Risiko in Prozent = 4% bedeutet zum Beispiel, dass 4 von 100 Menschen mit dieser Punktzahl in den nächsten zehn Jahren Diabetes mellitus Typ 2 bekommen können.

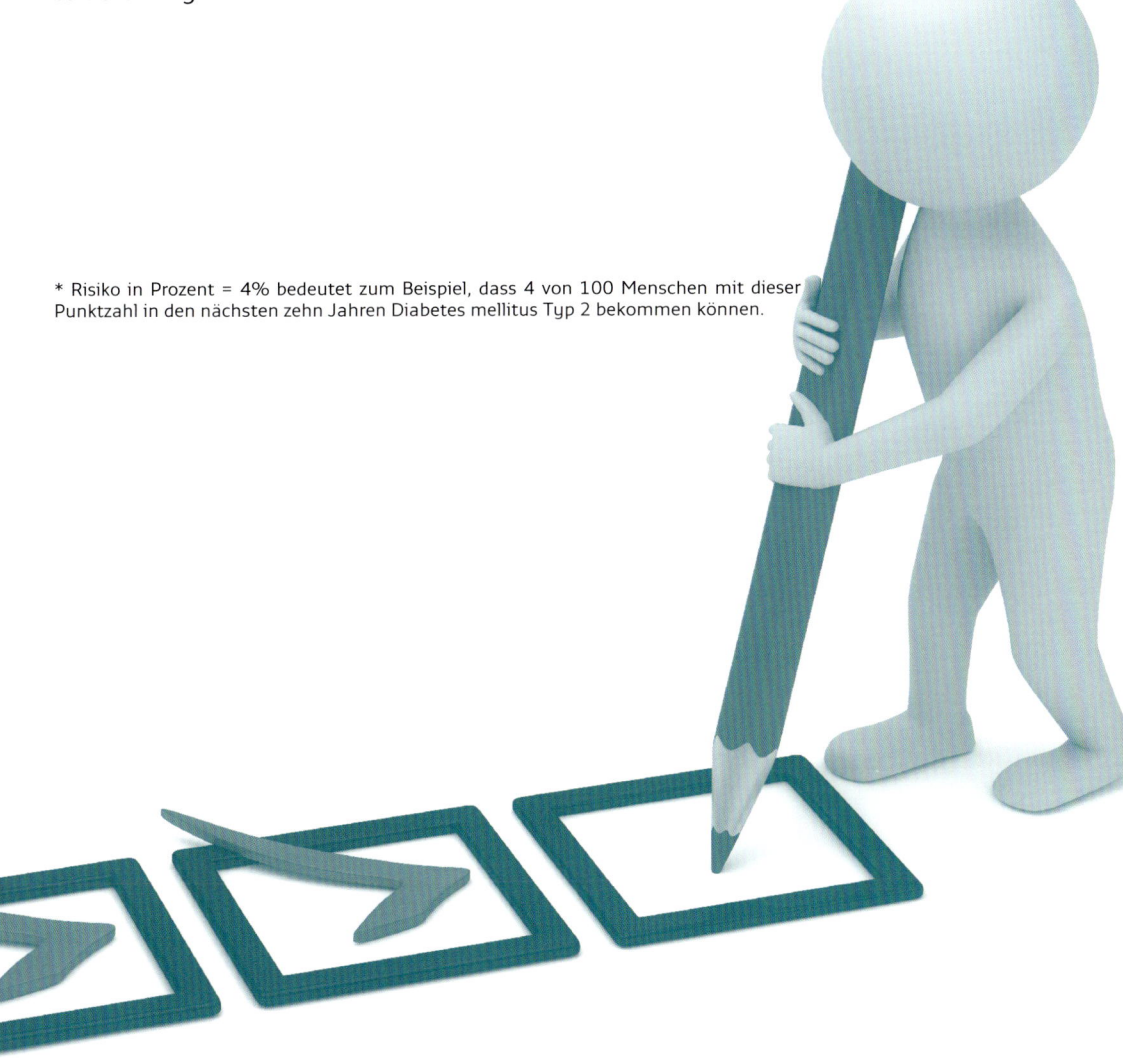

Ihre Fragen – unsere Antworten

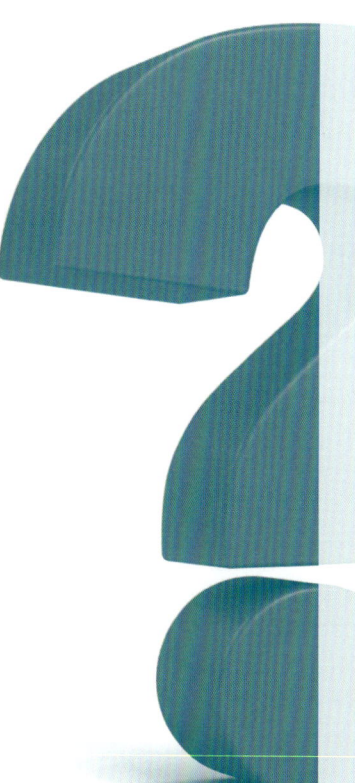

→ *Sind alle Typ-2-Diabetiker faul und dick?*
Nein! Leider herrscht in der Bevölkerung das Vorurteil, Diabetiker seien an ihrem Leiden selbst schuld. Natürlich spielt bei der Entstehung der Krankheit der Lebensstil eine ganz wesentliche Rolle, aber dazu kommen noch andere Faktoren, wie vor allem die genetische Veranlagung.

→ *Warum haben Diabetiker zu viel Zucker im Blut?*
Dafür gibt es zwei Gründe: Insulinmangel und Insulinresistenz. Zucker (Glukose) kann nur mithilfe von Insulin aus dem Blut in die Körperzellen transportiert werden. Produzieren die Betazellen der Bauchspeicheldrüse jedoch zu wenig Insulin, so bleibt Zucker im Blut zurück. Man spricht dann von Insulinmangel. Liegt eine Insulinresistenz vor, wird zwar ausreichend Insulin ausgeschüttet, es kann aber die Zellen nicht erreichen, weil diese das Insulin nicht „durchlassen".

→ *Ist Prädiabetes noch harmlos oder schon gefährlich?*
Diese Vorstufe der Zuckerkrankheit ist keineswegs harmlos,
sondern bereits mit einem erhöhten Risiko für schwer wiegende Folgeschäden verbunden. Allerdings ist es durch eine Gewichtsreduktion um 5–10% und 150 Minuten Bewegung pro
Woche möglich, einer Manifestation der Zuckerkrankheit entgegenzuwirken. Ein Prädiabetes kann auf diese Weise sogar
rückgängig gemacht werden!

→ *Welche Risikofaktoren führen zu Diabetes?*
Eine wesentliche Rolle spielt die Vererbung. Hinzu kommt ein
Alter ab 40–45 Jahren, wenn die Insulinproduktion nachlässt.
Beide Faktoren kann man natürlich nicht beeinflussen. Es ist
jedoch möglich, diese schlechten Karten wettzumachen! Denn
andere Risikofaktoren wie großer Bauchumfang, Übergewicht
und Bewegungsmangel kann man sehr gut beeinflussen und
damit die Gefahr für den Ausbruch der Krankheit reduzieren.
Vor allem für die gefährlichen Folgekrankheiten des Diabetes
stellen auch noch Bluthochdruck und Fettstoffwechselstörung
ein erhebliches Risiko dar.

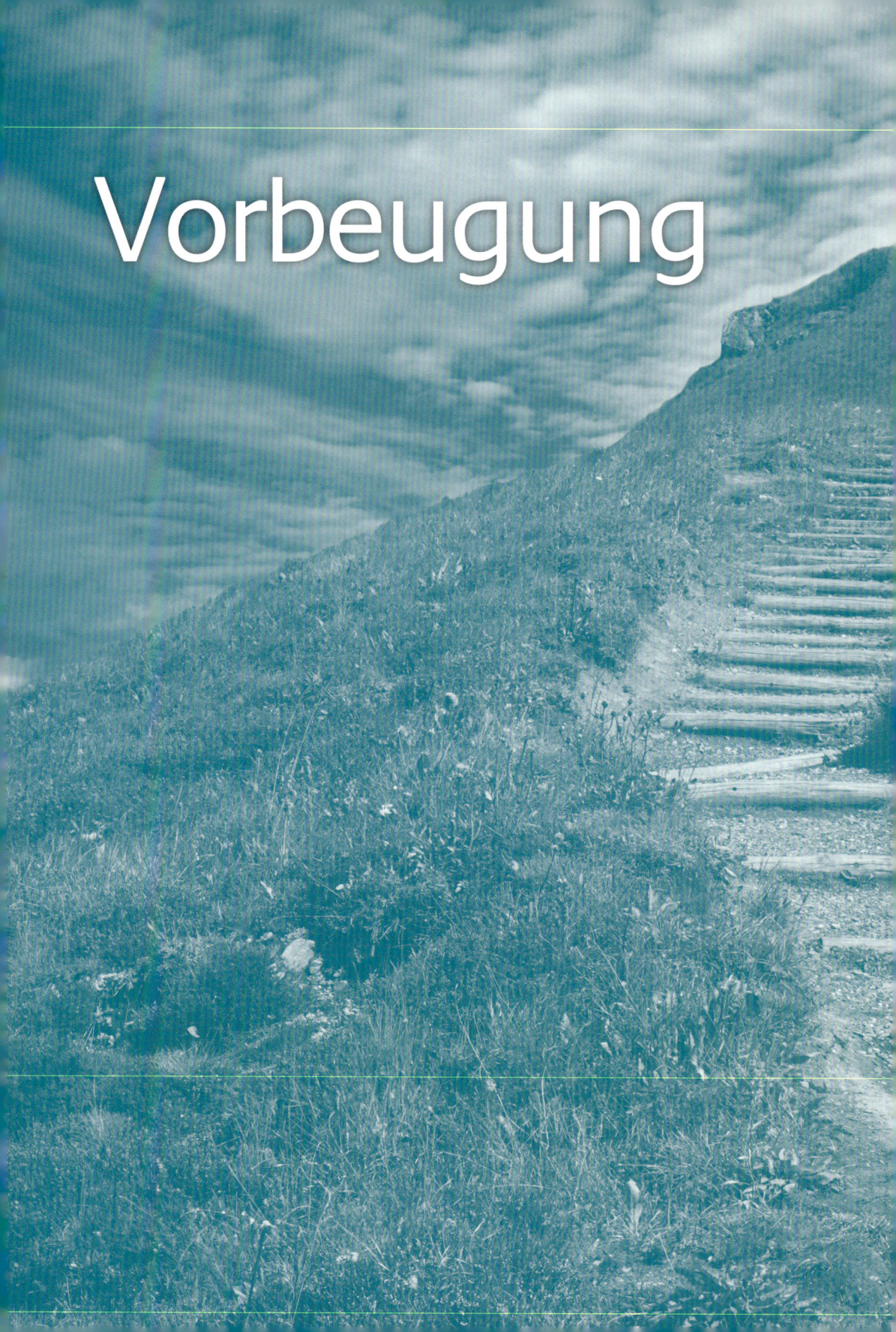

Vorbeugung

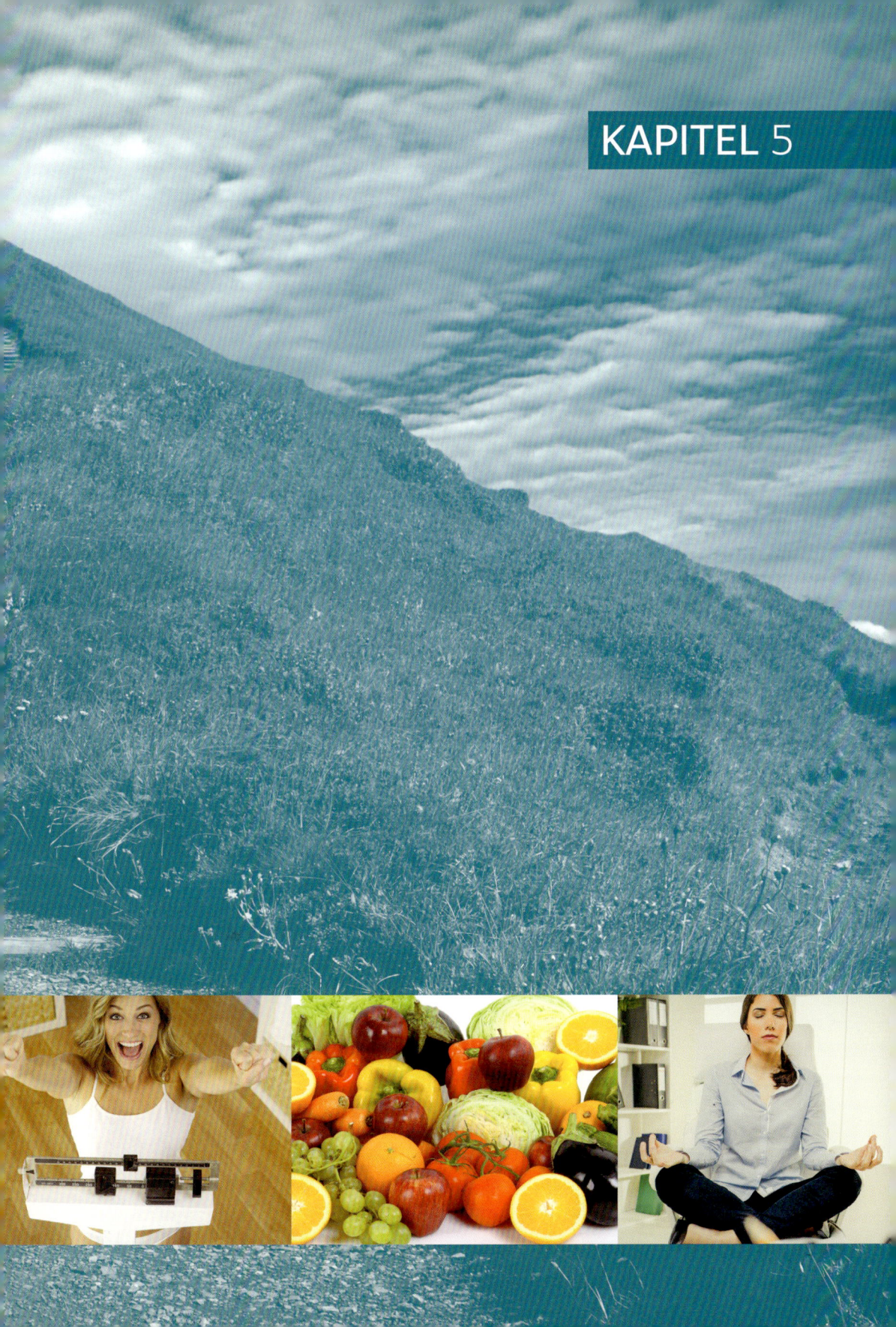

KAPITEL 5

Geben Sie Diabetes keine Chance!

Ich habe „schlechte Karten" mitbekommen

„Du spinnst ja ...", höre ich von meiner Umgebung des Öfteren.

→ *Wenn sich meine Kollegen nach der Arbeit regelmäßig auf ein Bier zusammensetzen, gehe ich ins Fitnessstudio.*

→ *Wenn alle mit dem Lift fahren, steige ich zu Fuß die Treppen hinauf.*

→ *Wenn ich lange am Schreibtisch sitzen muss, lege ich zwischendurch statt einer Kaffeepause eine Bewegungseinheit ein: Ich gehe zweimal die fünf Stockwerke von meinem Büro hinunter und wieder hinauf.*

→ *Wann immer es möglich ist, fahre ich mit dem Rad ins Büro.*

→ *Ich stehe täglich eine halbe Stunde früher auf, um noch Zeit für eine Joggingrunde zu haben.*

Bin ich ein verrückter Fitnessfreak? Mag sein. Aber ich tue das alles aus einem guten Grund: Ich habe eine sehr hohe vererbte Anlage zu Diabetes Typ 2. Beide Elternteile, ein Onkel und zwei meiner Großeltern sind bzw. waren zuckerkrank. Gegen diese familiäre Vorbelastung kann ich nichts tun. Aber ich kann meine schlechten Karten durch viel Bewegung und eine allgemein gesunde Lebensweise ausgleichen. Und das tue ich. Ich weiß, ich übertreibe es ein wenig. Aber das schadet mir weniger als ein hoher Blutzuckerwert. Außerdem kann ich mir dadurch hin und wieder auch ohne schlechtes Gewissen das eine oder andere Bier mit meinen Freunden oder einen faulen Fernsehabend leisten.

Wolfgang, 50

6 Regeln für ein Leben ohne Diabetes

Sie haben anhand des FINDRISK-Tests herausgefunden, dass Ihr Diabetesrisiko nicht gleich null ist? Egal, ob es gering, mittel oder hoch ist: Wenn Sie Ihr Risiko reduzieren möchten, in den nächsten zehn Jahren keinen Diabetes bekommen wollen, müssen Sie gezielt gegensteuern.

„Ich kann doch weder meine erbliche Belastung noch mein Alter ändern", werden Sie jetzt vielleicht einwenden. Nein, das können Sie natürlich nicht. Aber Sie können diese Belastungen durch das Ausschalten anderer Risikofaktoren ausgleichen und die Gefahr durch Vererbung und Alter entsprechend entschärfen. Denn die wichtigsten Wegbereiter für die Zuckerkrankheit sind Übergewicht, Bewegungsmangel, Bluthochdruck und erhöhte Blutfette. Und diese Risikofaktoren können Sie mit ein bisschen gutem Willen und der Befolgung nachfolgender Regeln ausgezeichnet in den Griff bekommen.

Regel Nr. 1: Seien Sie neugierig!

Die Grundlage für jede Vorbeugung ist, den Status quo zu kennen. Nach dem Motto „Ich will es wissen", sollten Sie ...

→ zunächst einmal bei Ihrem Hausarzt aus der Vene Blut abnehmen und in einem Labor auf Nüchtern- bzw. Gelegenheitsblutzucker untersuchen lassen.

Liegen die Werte im Normalbereich (nüchtern unter
100 mg/dl), sollten Sie mit gezielten Maßnahmen dafür
sorgen, dass dies auch so bleibt. Befinden sich die Werte im
Graubereich (nüchtern zwischen 100 und 125 mg/dl), so ist
bereits Handlungsbedarf gegeben. Lassen Sie bei wieder-
holt bestätigtem Messwert in diesem Bereich einen oralen
Glukosetoleranztest durchführen. Aber auch:

→ durch regelmäßige Messungen zu Hause und beim Arzt den
Blutdruck bestimmen;

→ Ihre Blutfettwerte untersuchen lassen;

→ Ihren Bauchumfang messen und den BMI ausrechnen.

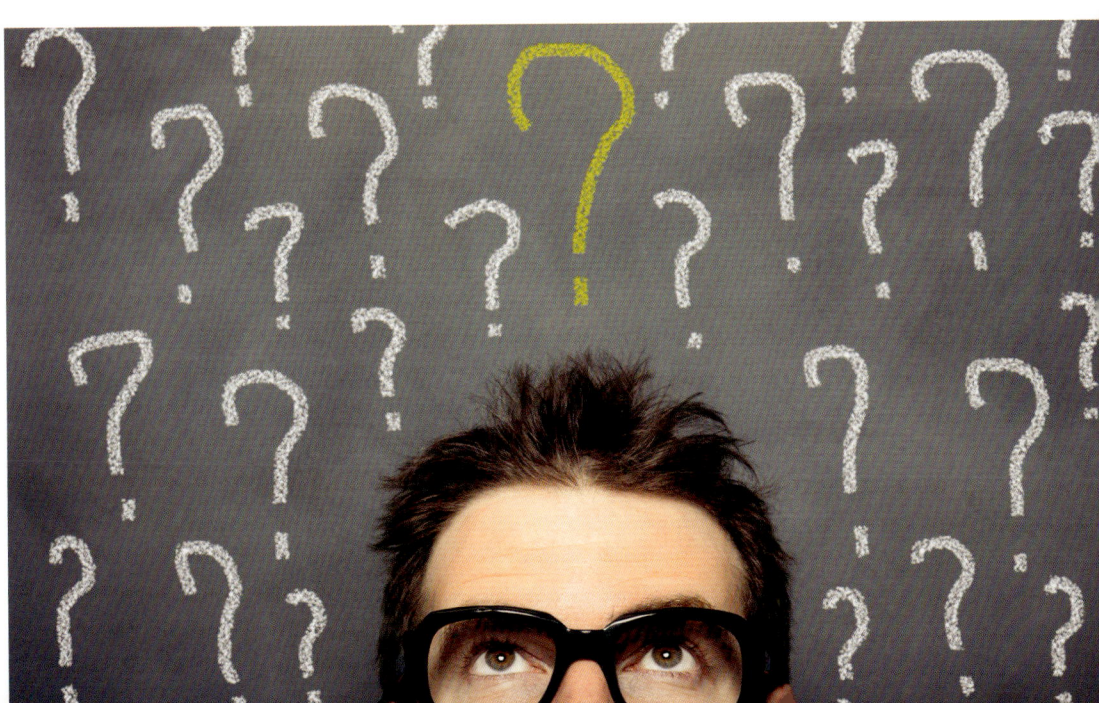

Regel Nr. 2: Schritt für Schritt zu einem gesunden Leben

Regelmäßige körperliche Aktivität wirkt wie ein Medikament und ist zur Vorbeugung von Diabetes (sowie auch als Teil der Behandlung) unverzichtbar. Idealerweise geschieht diese Form der Vorbeugung durch Sportausübung. Bereits kleine Bewegungseinheiten im Alltag bringen schon einen gewissen Erfolg. Jeder Schritt zählt. Denn: Jede Bewegung ist besser als keine Bewegung! Und jeder Schritt ist ein Schritt zu regelmäßigem Training.

→ *Warum beugt Bewegung Diabetes vor?* Sportliche Aktivität beeinflusst den Stoffwechsel günstig, fördert den Transport von Glukose und verbessert deren Einbau in die Körperzellen. Somit sinkt der Blutzuckerspiegel. Der blutzuckersenkende Effekt hält auch nach dem Training an. Die Wirkung des Insulins ist bis zu 72 Stunden danach verbessert.

Zusätzlich unterstützt Bewegung den Abbau von Übergewicht, welches ja für Diabetes ebenfalls eine große Gefahr darstellt. Darüber hinaus werden weitere Risikofaktoren wie Bluthochdruck günstig beeinflusst.

Sie werden außerdem mit großer Sicherheit feststellen, dass es Ihnen viel besser geht, wenn Sie regelmäßig Bewegung machen!

Und so sollte Ihr Bewegungsprogramm im Optimalfall aussehen:

→ **Geeignete Ausdauersportarten:** Laufen, Walken, Wandern, flotte Spaziergänge, Schwimmen, Radfahren, Langlaufen, Tanzen

→ **Dauer und Häufigkeit der Bewegung:** insgesamt zumindest 150 Minuten pro Woche mit mittlerer Intensität (während der sportlichen Aktivität können Sie noch sprechen, aber nicht mehr singen). Dies sollte idealerweise auf möglichst viele Tage in der Woche aufgeteilt werden (also z.B. 3x 50 Minuten oder 5x 30 Minuten). Die Mindesttrainingszeit pro Einheit beträgt 10 Minuten. Wer sich mit höherer Intensität bewegen möchte und kann (es sind währenddessen nur noch kurze Wortwechsel möglich), sollte dies insgesamt zumindest 75 Minuten pro Woche machen – ebenfalls auf mehrere Tage verteilt.

Was unterscheidet nun eigentlich sportliche Bewegung von Training? Na ja, bewegen kann sich beinahe jeder. Training bedeutet eigentlich, dass man seine persönliche Leistungsfähigkeit verbessern bzw. nach einer Verbesserung erhalten möchte. Das wäre die wünschenswerteste Form der Bewegung. Dazu ist allerdings nicht nur mehr Zeit notwendig, sondern auch mehr Aufwand.

→ **Muskeltraining als wichtige Ergänzung:** Nicht nur Aus-
dauerbewegung wirkt sich günstig auf den Zuckerstoff-
wechsel aus, sondern auch Muskeltraining. Denn je mehr
Muskulatur Sie haben, umso mehr Energie in Form von
Zucker verbrennen Sie. An 2–3 Tagen pro Woche (stets
mindestens ein Tag Pause dazwischen) sollten durch das
Training die großen Muskelgruppen beansprucht werden.
Dies ist möglich durch Übungen gegen einen bestimmten
Widerstand. Das können das eigene Körpergewicht sein,
Hanteln, ein Trainingsband (Thera-Band®, sehr zu empfeh-
len!) oder Kraftmaschinen im Fitnessstudio.

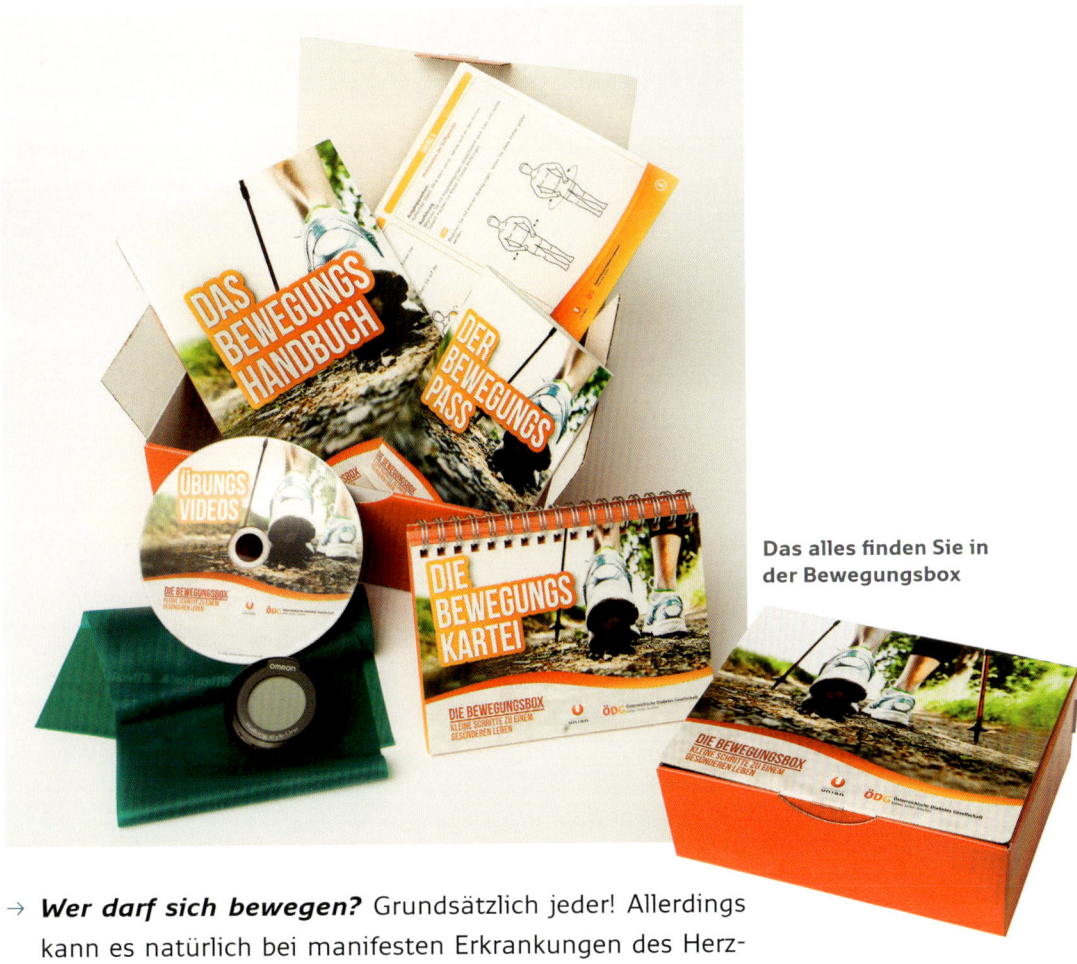

Das alles finden Sie in der Bewegungsbox

→ ***Wer darf sich bewegen?*** Grundsätzlich jeder! Allerdings kann es natürlich bei manifesten Erkrankungen des Herz-Kreislauf-Systems, der Augen oder auch des Bewegungs-apparates individuelle Einschränkungen geben. In diesem Fall sollten Sie durch ein Gespräch mit dem Arzt Ihres Vertrauens abklären, welche Form und welches Ausmaß an Bewegung oder Training für Sie geeignet sind.

Für mehr Informationen, aber auch als Unterstützung zur Überwindung des eigenen „inneren Schweinehundes" sehen Sie doch im Internet unter *www.bewegungsbox.at* nach. Diese Bewegungsbox wurde von der Österreichischen Diabetes Gesellschaft speziell zu Ihrer Unterstützung entwickelt.

Regel Nr. 3: Weg mit überflüssigen Kilos!

Wer um einige Kilos leichter durchs Leben geht, stellt einem drohenden Diabetes schon einmal die Rute ins Fenster! Da Übergewicht allmählich zu Insulinresistenz führt, wirkt das Insulin an den Zellen wieder wesentlich besser, wenn man abnimmt. Somit kann mehr Zucker aus dem Blut transportiert werden und der Blutzuckerspiegel sinkt.

Durch die allgemeine Gewichtsreduktion nimmt automatisch auch der Bauchumfang ab, was wiederum die Ausschüttung von Entzündungsstoffen aus dem Bauchfett bremst. Da diese Entzündungsstoffe den Zuckerhaushalt negativ beeinflussen und Folgeerkrankungen wie Herzinfarkt begünstigen, ist dies ein besonders wichtiger Aspekt.

Eine Gewichtsreduktion von 5–10% des Körpergewichts, kombiniert mit oben beschriebenem Bewegungsprogramm, kann wahre Wunder wirken und beispielsweise einen bereits bestehenden Prädiabetes (siehe *Seite 71)* sogar rückgängig machen. Grundsätzlich wirkt sich aber jedes Kilo „Verlust" günstig auf den Blutzuckerspiegel aus.

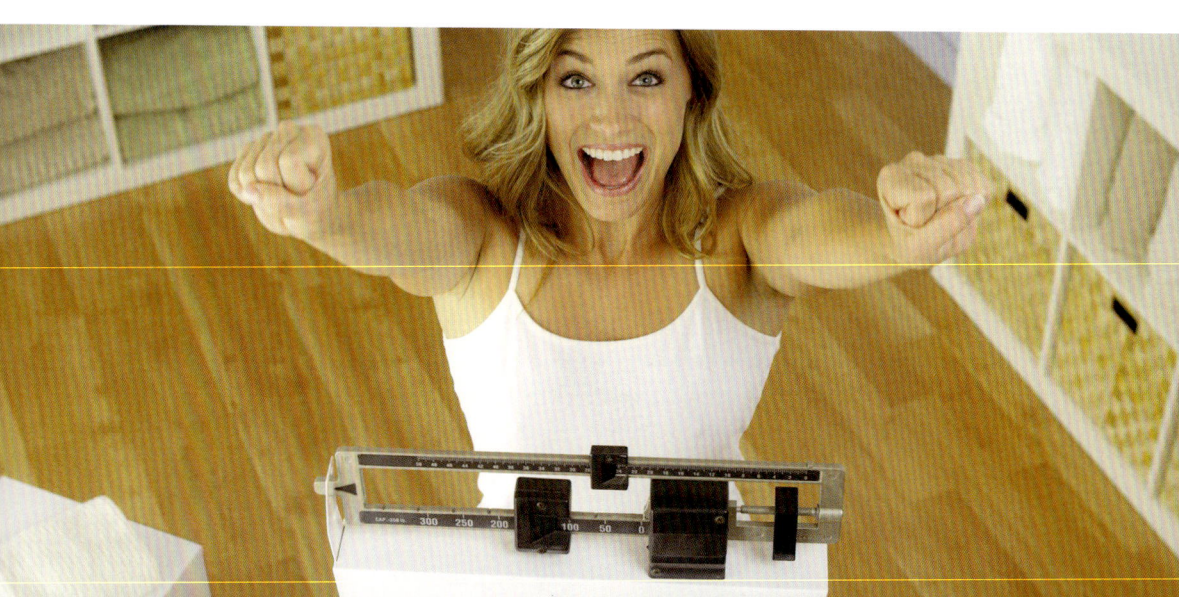

Nur „Superbenzin" für Ihren Organismus

Regel Nr. 4: Werden Sie wählerisch!

Tanken Sie Ihr Auto manchmal mit Diesel, dann wieder mit Benzin, zwischendurch mit Superbenzin voll? Wohl kaum. Jeder Autofahrer achtet darauf, für seinen fahrbaren Untersatz den dafür geeigneten Treibstoff zu verwenden, um eine möglichst lange Lebensdauer des Autos zu erhalten.

Sind Sie bei Ihrem persönlichen „Treibstoff" auch so wählerisch? Oder „tanken" Sie wahlweise saftige Koteletts, dann wieder Hamburger und Pizza, dazwischen Pommes frites und Kuchen? In diesem Fall sollten Sie Ihre Ernährung grundlegend überdenken. Nicht allein der Geschmack oder die schnelle Verfügbarkeit einer Speise darf ausschlaggebend sein, sondern in erster Linie der Profit für Ihren Körper.

Gesunde Ernährung bedeutet allerdings keine Verbote, sondern von den richtigen Dingen viel, von den problematischen wenig zu essen.

Orientierungshilfen auf dem Weg zu einer gesunden Ernährung finden Sie in den Richtlinien des „Gesunden Tellers" und in der offiziellen österreichischen Ernährungspyramide:

http://bmg.gv.at/home/Schwerpunkte/Ernaehrung/
Empfehlungen/Die_Oesterreichische_Ernaehrungspyramide

Der gesunde Teller

„Der gesunde Teller" repräsentiert die Zusammensetzung der optimalen täglichen Nahrungsaufnahme und ist ein einfacher und leicht zu befolgender Wegweiser zu einer gesunden Ernährung. Die Zusammensetzung entspricht modernen wissenschaftlichen Erkenntnissen und bildet die Basis für Ihre Gesundheitsvorsorge.

DER GESUNDE TELLER

Gemüse & Salat

Zumindest 30% Ihrer Nahrung sollten aus Gemüse und Salat bestehen. Versuchen Sie drei Portionen (eine Portion entspricht etwa einer Handvoll) täglich zu essen. Wählen Sie möglichst vielfältiges, buntes, unterschiedlich zubereitetes Gemüse. Kartoffeln, Pommes Frites oder Reis sind übrigens kein Gemüse, sie gehören zu den Kohlenhydraten.

Obst

Ein Viertel Ihrer Ernährung sollte Obst sein. Wählen Sie jahreszeitliche und regionale Früchte unterschiedlichster Art und Farbe. Davon sollten es zwei Portionen (also 2 Handvoll) täglich sein. Wenn Sie kein Obst mögen, können Sie auch mehr Gemüse essen.

Getränke

Am besten decken Sie Ihren Flüssigkeitsbedarf von täglich mindestens 1,5 Liter durch Wasser oder ungezuckerten Tee. Zuckerhaltige Getränke sollten nur eine Ausnahme darstellen.

Kohlenhydrate

Ein weiteres Viertel Ihrer Nahrung sollte sich aus Kohlenhydraten zusammensetzen. Wählen Sie bevorzugt Vollkornprodukte um wichtige Ballaststoffe zu sich zu nehmen. Greifen Sie also lieber zu Wildreis, Hirse, Haferflocken und Vollkornnudeln statt klassischer Beilagen wie Reis, Kartoffeln oder Nudeln.

Eiweiß

Pflanzliches Eiweiß wie Hülsenfrüchte, Nüsse und Samen sind besonders hochwertig und sollte bevorzugt gegessen werden. Aber auch Fisch zählt zu den besten Eiweißquellen und sollte ein- bis zweimal wöchentlich auf dem Teller landen. Fleisch oder Wurst sollten Sie auf zwei Portionen pro Woche beschränken. Drei Eier pro Woche und drei fettarme Milchprodukte pro Tag ergänzen eine sinnvolle Ernährung.

Fett & Öl

Kaltgepresste pflanzliche Öle, Nüsse, fetter Fisch oder Avocados sind hochwertige und gesunde Fettquellen. Bevorzugen Sie Qualitätsbutter gegenüber Margarine und industriell verarbeiteten Ölen und Fetten.

Gemüse 30%
Kohlenhydrate 25%
Obst 20%
Eiweiß 25%

Was ist angerichtet auf dem „Gesunden Teller"?

→ **Bunte Vielfalt:** Je mehr Farbe sich auf Ihrem Teller (= in Ihrem täglichen Speisenangebot) befindet, umso ausgewogener und abwechslungsreicher ist Ihre Ernährung.

→ **Gemüse:** Mindestens ein Viertel des Tellers – sprich, Ihrer Ernährung – sollte aus Gemüse bestehen. Wählen Sie möglichst vielfältiges und unterschiedlich zubereitetes Gemüse. Vorsicht: Kartoffeln (und Pommes frites!) gehören NICHT zu den Gemüsen, sondern zu den Polysacchariden!

Je bunter, umso besser

→ **Obst:** Diese Lebensmittelgruppe bildet das zweite Viertel des Tellers. Essen Sie am besten frisches, saisonales Obst verschiedener Arten und Farben.
Übrigens: Um nicht zu viel Fruchtzucker zu konsumieren, können Sie Obst durch Gemüse ersetzen.

→ **Polysaccharide:** Polysaccharide sind Mehrfachzucker (siehe *Seite 139)*, die für einen ausgewogenen Blutzuckerspiegel sorgen und nachhaltig sättigen. Am besten, Sie wählen Polysaccharide in ihrer natürlichen Form, wie z.B. Hirse, Haferflocken, Roggenbrot aus Sauerteig oder Wildreis. Greifen Sie möglichst selten zu Produkten aus Weißmehl.

→ **Eiweiß:** Die besten Eiweißquellen sind Fisch, Hülsenfrüchte, Nüsse, Samen, Sauermilchprodukte, Eier und Fleisch.

Die österreichische Ernährungspyramide

Die Ernährungspyramide demonstriert anhand von 7 Stufen, wie viel wir von welchen Nahrungsmitteln konsumieren sollten. Sie reicht von der breiten Basis (davon dürfen Sie viel zu sich nehmen) mit Getränken, Gemüse, Obst und Getreide bis an die Spitze (bitte nur wenig!) mit süßen Versuchungen.

→ **So erklimmen Sie die 7 Stufen zur Gesundheit:**

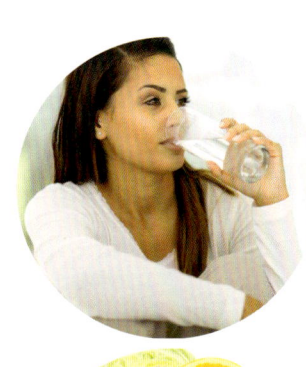

→ *Stufe 1 – Alkoholfreie Getränke:* Diese bilden die breite Basis unserer Pyramide. Trinken Sie täglich mindestens 1,5 Liter Flüssigkeit, bevorzugt Wasser, Mineralwasser, ungezuckerte Früchte- oder Kräutertee bzw. verdünnte Gemüse- und (ungezuckerte) Obstsäfte. Zusätzlich kann auch eine begrenzte Menge (3–4 Tassen) Schwarztee oder Kaffee genossen werden.

→ *Stufe 2 – Gemüse, Hülsenfrüchte und Obst:* Nach den Getränken stellen diese die wichtigste und breiteste Stufe der Pyramide dar. Sie sollten daher täglich 3 Portionen Gemüse und/oder Hülsenfrüchte und 2 Portionen Obst essen. Eine Portion entspricht mengenmäßig etwa der Größe einer geballten Faust.

→ *Stufe 3 – Getreide und/oder Kartoffeln:* Dazu zählen Brot, Reis und Nudeln ebenso wie Müsli. Zu bevorzugen sind Vollkornprodukte, weil sie den Blutzucker langsamer ansteigen lassen und das Sättigungsgefühl länger anhält. 4 Portionen täglich werden empfohlen. Eine Portion entspricht z.B. 50–70 g Brot oder Gebäck, 50–60 g Müsli oder Getreideflocken, 65–80 g rohen Teigwaren (gekocht 200–250 g), 50–60 g Reis oder Getreide roh (gekocht 150–180 g), 3–4 mittelgroßen Erdäpfeln.

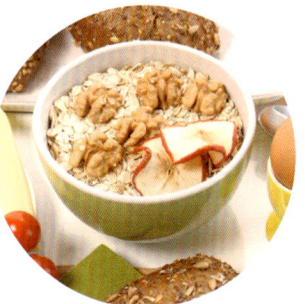

→ *Stufe 4 – Milch und Milchprodukte (fettarm):* Hiervon werden pro Tag 3 Portionen empfohlen. Eine Portion entspricht 200 ml Milch, 180–250 g Jogurt, 200 g Topfen, 200 g Hüttenkäse, 50–60 g Käse. Optimal: 2 Portionen „weiß" (Jogurt etc.) und 1 Portion „gelb" (Käse)

→ *Stufe 5 – Fisch, Fleisch, Wurst und Eier:* Fisch (v.a. fettreicher Kaltwasserfisch wie Lachs, aber auch Makrele, Hering, Tunfisch sowie heimischer Saibling) sollten Sie ein- bis zweimal wöchentlich genießen. Diese Fische liefern wertvolle Omega-3-Fettsäuren. Fettarmes Fleisch oder fettarme Wurstwaren sollten maximal dreimal pro Woche auf dem Speiseplan stehen (insg. 300–450 g pro Woche). Rotes Fleisch (Rind, Schwein und Lamm) sollten Sie eher selten essen. Pro Woche können Sie außerdem bis zu drei Eier konsumieren.

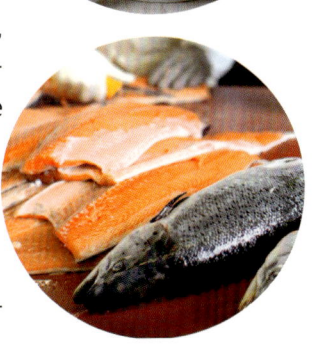

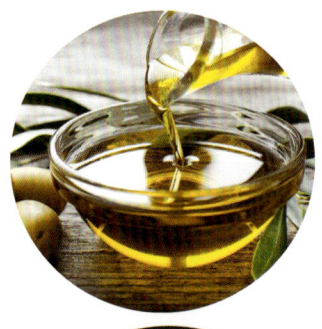

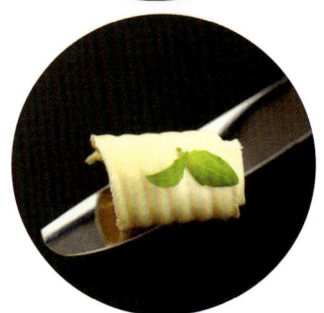

→ **Stufe 6 – Fette und Öle:** Hier zählt Qualität vor Quantität. Hochwertige Öle, wie z.B. Olivenöl, Rapsöl, aber auch Nüsse enthalten wertvolle Fettsäuren, sollten jedoch täglich wegen des Kaloriengehalts nicht im Übermaß konsumiert werden.

Streich-, Back- und Bratfette wie Butter, Margarine oder Schmalz sind sparsam zu verwenden. Das Gleiche gilt für Schlagobers, Sauerrahm und Creme fraîche.

→ **Stufe 7 – Süßigkeiten, Fast Food:** Wenig empfehlenswert, allerdings nicht verboten sind Mehlspeisen, Süßigkeiten, zucker- und/oder fettreiche Snacks, Fast-Food-Produkte, Knabbereien und Limonaden. Sie sollten möglichst selten konsumiert werden. Das gilt auch für stark gesalzene Lebensmittel.

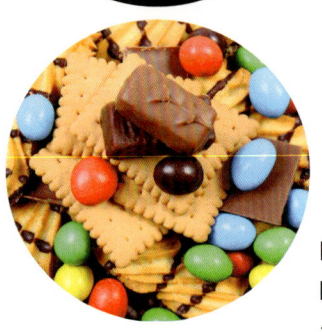

Ernährungsempfehlungen als Teil der Diabetesbehandlung finden Sie im Kapitel „Behandlung" auf *Seite 120*.

Diabetes + Bluthochdruck = Schlaganfallgefahr!

Regel Nr. 5: Keine Chance dem Bluthochdruck!

Hoher Blutdruck (Hypertonie) stellt eine enorme Gefahr für schwer wiegende Folgekrankheiten des Diabetes, wie z.B. Schlaganfall, dar. Durch hohen Druck in einer Arterie wird auf Dauer deren Gefäßwand geschädigt. Ist auch der Blutzucker erhöht, so lagert er sich an den Wänden der Arterien an. Die Folge: eine weitere Schädigung der Gefäße, die letztlich zu Einengung oder gar Gefäßverschluss und in der Folge zu einem Schlaganfall oder Herzinfarkt führen kann. Da Diabetes häufig mit Bluthochdruck vergesellschaftet ist, potenziert sich auf diese Weise das Risiko. Daher sind gute Blutdruckwerte ebenso wichtig wie gute Blutzuckerwerte.

Von Bluthochdruck spricht man, wenn bei wiederholter Messung der Wert höher als 140/90 mmHg (beim Arzt) bzw. 135/85 mmHg (bei Selbstmessung) ist.

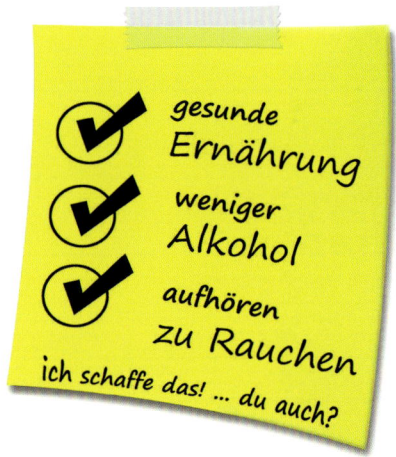

Mit folgenden Maßnahmen können Sie dem Bluthochdruck den Kampf ansagen:

→ Übergewicht abbauen

→ regelmäßige Bewegung

→ nicht zu viel Salz verwenden

→ Rauchverzicht

→ wenn, dann nur mäßiger Alkoholkonsum

→ Stressmanagement

→ bei Bedarf Einnahme von Blutdruckmedikamenten

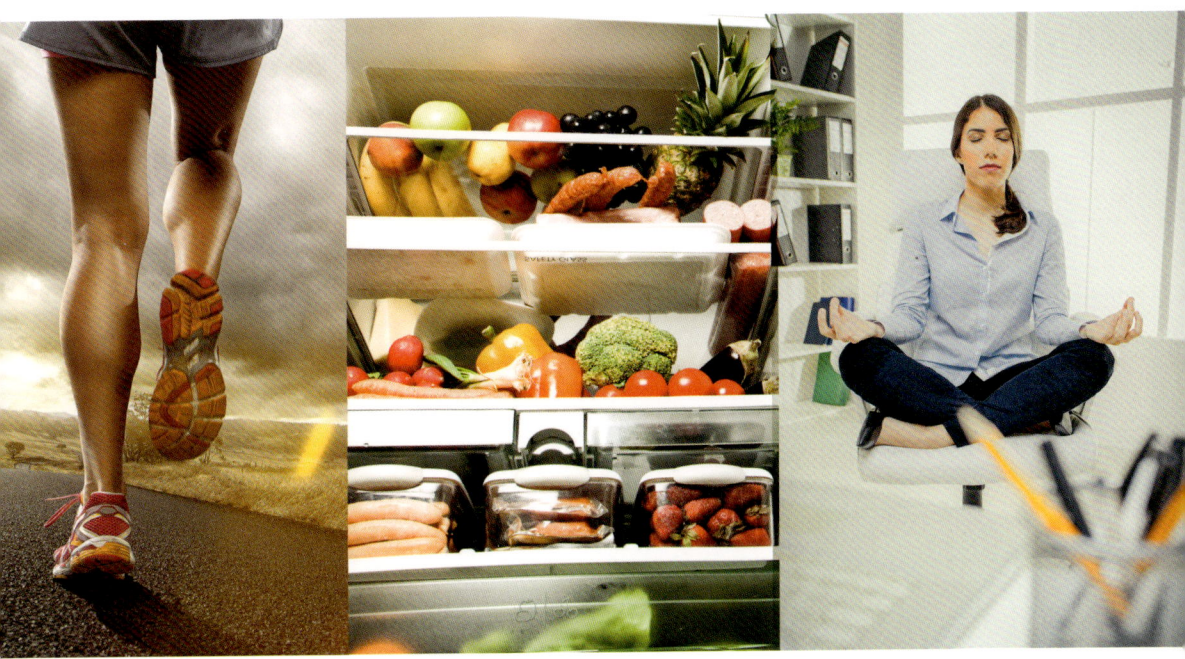

Bewegung, vernünftige Ernährung und Stressmanagement – drei wichtige Faktoren zur Vorbeugung

Regel Nr. 6: Fettstoffwechsel-störung behandeln

Erhöhte Triglyzeridwerte können sehr gut durch Lebensstil-maßnahmen gesenkt werden (siehe *Seite 128)*. In den meisten Fällen sind dafür keine Medikamente erforderlich.

Zur erfolgreichen Senkung des „schlechten" LDL-Cholesterins und Anhebung des „guten" HDL-Cholesterins ist einerseits ein geändertes Ernährungsverhalten notwendig, oft müssen aber auch Medikamente eingenommen werden. Näheres darüber im Kapitel „Behandlung" ab *Seite 120.*

Ihre Fragen – unsere Antworten

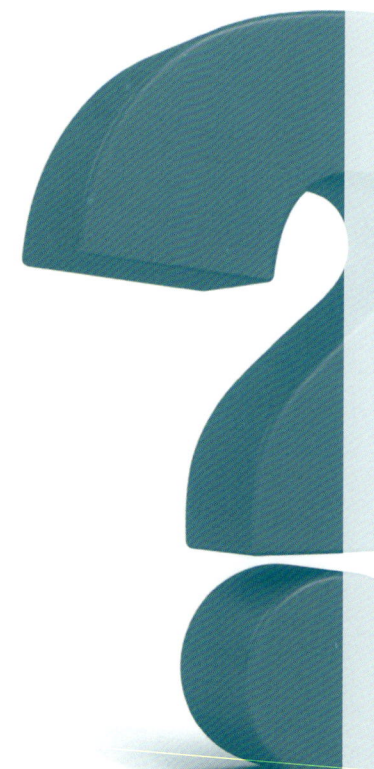

→ *Kann ich Diabetes verhindern, obwohl ich ein hohes ver-erbtes Risiko habe?*

Ja, das ist möglich. Die Vererbung kann natürlich nicht be-einflusst werden, andere Risikofaktoren sind durch Lebens-stilmaßnahmen allerdings sehr gut zu beeinflussen. Dies kann die genetische Disposition bis zu einem gewissen Grad ausgleichen.

→ *Welche Maßnahmen muss ich vorbeugend setzen?*

Besonders wichtig sind regelmäßige Bewegung sowie der Abbau von Übergewicht. Darüber hinaus sollten Risikofakto-ren, welche die Gefahr für Folgeerkrankungen eines Diabetes erhöhen, engmaschig kontrolliert bzw. entsprechend behan-delt werden. Das sind in erster Linie Bluthochdruck und Fett-stoffwechselstörungen.

→ Warum kann regelmäßige Bewegung den Blutzucker beein-
flussen?
Sportliche Aktivität fördert den Abtransport von Glukose aus
dem Blut in die Körperzellen, wo Glukose gebraucht wird. Damit
sinkt der Zuckerspiegel im Blut. Zusätzlich unterstützt Bewegung den Abbau von Übergewicht, das ja ebenfalls einen wichtigen Risikofaktor darstellt. Auch Bluthochdruck und erhöhte Triglyzeridwerte werden günstig beeinflusst.

→ Wie viel Gewicht sollte ich im Idealfall abnehmen?
Sie sollten, wenn möglich, das Normalgewicht mit einem BMI
unter 25 kg/m^2 sowie einen Bauchumfang von unter 88 cm bei
Frauen und unter 102 cm bei Männern erreichen. Optimal wäre
ein Bauchumfang von unter 80 cm (Frauen) und unter 94 cm
(Männer).

Behandlung

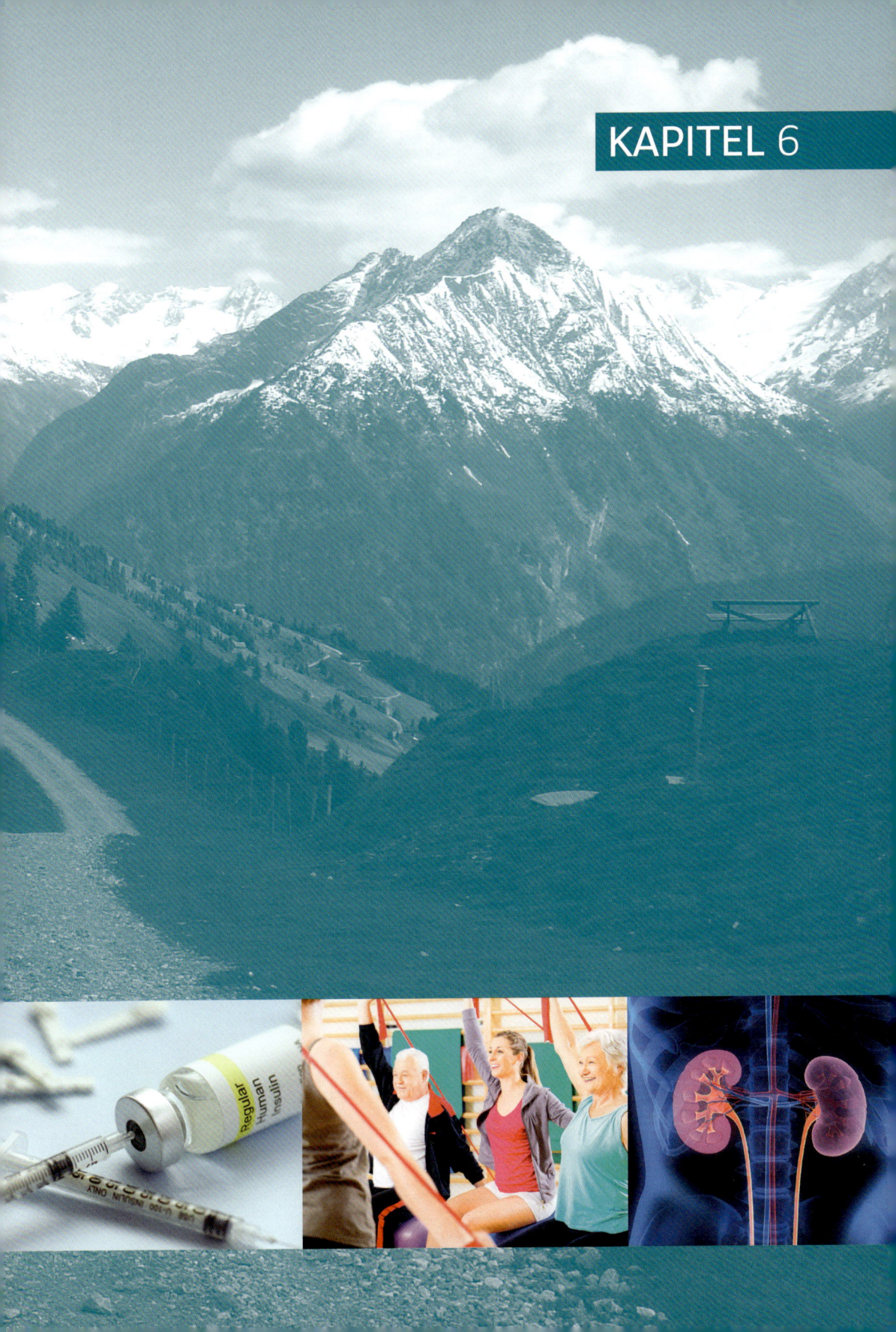

KAPITEL 6

Von Lebensstil bis Insulin

Roger, der Lebensretter

Mein Schwiegervater leidet seit vielen Jahren an Diabetes und muss mittlerweile Insulin spritzen. Anfangs ist er nachts öfter in eine Unterzuckerung gefallen. Glücklicherweise ist er jedes Mal aufgewacht oder meine Schwiegermutter hat es gemerkt. Seit er die Insulindosierung umgestellt hat und abends weniger spritzt, kommt das allerdings kaum noch vor.

Trotzdem war meine Schwiegermutter sehr besorgt, ihn allein zu lassen, als sie unlängst für ein paar Tage ins Spital musste. Daher zogen mein Mann, ich und unser Spaniel Roger während dieser Zeit zu ihm. Wir schliefen im Nebenzimmer und ließen alle Türen offen, damit wir hören konnten, falls etwas nicht in Ordnung war.

Gegen zwei Uhr früh wachten wir durch lautes Bellen auf. Roger stand neben unserem Bett, tapste mit der Pfote nach uns und forderte uns durch seine Körpersprache auf, ins Nebenzimmer zu kommen. Dort saß mein Schwiegervater bereits aufrecht im Bett und trank ein Glas Orangensaft. „Der Kleine hat gespürt, dass ich einen Hypo hatte, und mich aufgeweckt", strahlte er. „Er hat mir vermutlich das Leben gerettet!"

Es ist ja bekannt, dass ausgebildete Diabetiker-Hunde einen Hypo riechen können und dann Alarm schlagen. Aber Roger hatte nie so eine Ausbildung. Offenbar ist er ein Naturtalent als Lebensretter.

Christine, 32

Kann Diabetes geheilt werden?

Die Antwort darauf lautet ja und nein – es kommt auf die Interpretation des Begriffs „Heilung" an.

So ist es durchaus möglich, dass Diabetiker vom Typ 2 im Anfangsstadium durch reine Lebensstilveränderung ihren Blutzucker so weit senken, dass er nicht mehr im diabetischen Bereich liegt. Nun erhebt sich jedoch die Frage, ob es sich hier um einen geheilten oder einen durch Lebensstil perfekt behandelten Diabetes handelt.

Für den Begriff Heilung spricht, dass der Blutzucker in diesen Fällen tatsächlich über lange Zeit im Normalbereich liegen kann, also kein Diabetes vorhanden ist. Bedenkt man aber, dass die Krankheit wieder zurückkehrt, sobald Betroffene mit ihrem Lebensstilprogramm aufhören, bzw. dass eine Manifestation des Diabetes nach fünf bis zehn Jahren wahrscheinlich ist, so kann man eher von einem Zeitgewinn als von endgültiger Heilung sprechen.

Doch selbst wenn eine Heilung nicht möglich ist: Wer möchte den Beginn dieser Erkrankung nicht um fünf bis zehn Jahre hinausschieben? Lebensstilmaßnahmen zahlen sich daher in jedem Fall aus!

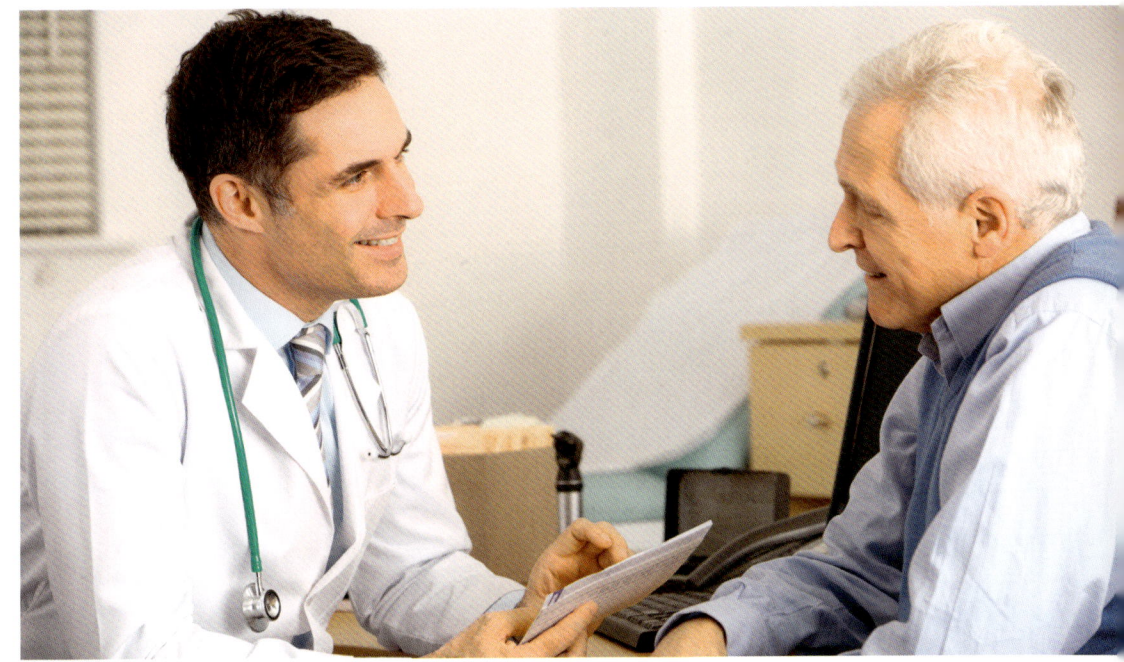

**Ihr Hausarzt begleitet Sie
vom Tag der Diagnose an**

Der Hausarzt als zentraler Ansprechpartner

Von der Diagnose über erste Behandlungsschritte bis zur regelmäßigen Überwachung der Krankheit und deren Therapie
werden Sie am besten von Ihrem Hausarzt begleitet. Er ist Ihr
zentraler und kompetenter Ansprechpartner (siehe dazu auch
„Therapie Aktiv" ab *Seite 193).* Erst in weiterer Folge kann eine
Überweisung zu einem Spezialisten notwendig werden.
Nach der Erstdiagnose und Einleitung einer Therapie sind regelmäßige Kontrollen wichtig. So sollte z.B. alle drei Monate
der HBA_{1c}-Wert bestimmt werden. Auf der nächsten Seite finden Sie einen Überblick, wie oft welche Untersuchungen erforderlich sind.

Routinekontrollen* (abhängig von Ausgangsbefund und Symptomen)

Monatlich:
→ Körpergewicht
→ Blutdruck
→ Blutzucker nüchtern und 90–120 Minuten nach dem Essen (postprandial)
→ Befragung des Patienten nach Unterzuckerungen (Hypoglykämieanamnese)

Vierteljährlich:
→ HbA_{1c}-Wert
→ Fußinspektion
→ Bei vorhandenen Pathologien: glomeruläre Filtrationsrate (GFR) und Albumin-Kreatinin-Ratio aus dem Harn

Jährlich:
→ EKG
→ Fundus (Augenuntersuchung)
→ Lipidwerte
→ Glomeruläre Filtrationsrate (GFR) und Albumin-Kreatinin-Ratio aus dem Harn
→ Sensibilität und Durchblutung der Füße

Bei Diagnosestellung zusätzlich:

→ Gefäßstatus

→ Ergometrie

→ Ultraschall der Halsschlagader (Karotissonografie)

→ Doppler-Index (Knöchel-Arm-Blutdruckmessung)

Selbstkontrolle:

→ Regelmäßig Blutzucker und Blutdruck

* lt. ÖDG-Leitlinien, Kurzfassung 2012

Wissen in Kürze:

Glomeruläre Filtrationsrate: Kreatinin ist ein Abfallprodukt des Stoffwechsels, das gefiltert und über den Harn ausgeschieden wird. Bei eingeschränkter Nierentätigkeit kann Kreatinin nicht ausreichend gefiltert werden. Daher ist ein hoher Kreatininwert ein Indikator für unzureichende Nierenleistung. Aus dem Kreatininwert, dem Alter und dem Geschlecht des Patienten kann man nach einer bestimmten Formel die Nierenleistung errechnen. Dies nennt man „glomeruläre Filtrationsrate".

Albumin-Kreatinin-Ratio: Albumin (ein körpereigenes Eiweiß) im Harn ist mittels Harnuntersuchung nur bei eingeschränkter Nierenfunktion nachweisbar. Da der Albumingehalt im Urin jedoch stark schwankt, müsste man den Harn über 24 Stunden sammeln. Stattdessen ist es möglich, nur den Morgenharn zu verwenden und das Verhältnis (den Quotienten = die Ratio) zwischen Albumin und Kreatinin aus dem Harn zu berechnen.

Hausarzt, Facharzt oder Diabeteszentrum?

Der **Hausarzt** ist die zentrale Figur in Ihrer Diabetestherapie und zuständig für deren initiale Einleitung, Überwachung und regelmäßige Kontrolle.

Fachärzte übernehmen fachspezifische Untersuchungen (z.B. Augen), in erster Linie im Hinblick auf Folgeerkrankungen.

Diabeteszentren stehen bei speziellen Problemen und Komplikationen zur Verfügung. Am häufigsten wird ein Diabeteszentrum zur Einleitung einer Insulintherapie aufgesucht. Grundsätzlich überweist der behandelnde Hausarzt bei Bedarf an ein Diabeteszentrum. Diese gibt es in Krankenhäusern, in einigen Ambulatorien der Sozialversicherungen sowie in Rehabilitationszentren der Pensionsversicherungsanstalt. Ziel eines Aufenthalts in einem Rehabilitationszentrum sind die Optimierung der Therapie sowie die Schulung der Patienten für eine Lebensstiländerung, um die Arbeitsfähigkeit und eine selbstständige Lebensführung zu erhalten.

Alle wichtigen Adressen siehe *Seite 251*.

Wer macht was?

→ **Blutzuckermessung:** Sie selbst mit einem Blutzuckermessgerät sowie in regelmäßigen Abständen auch Ihr Hausarzt mittels Blutabnahme

→ **Blutdruckkontrolle:** Ihr Hausarzt und Sie selbst. Kontrollieren Sie Ihren Blutdruck regelmäßig zu Hause mit einem Gerät, das mit einer Manschette am Oberarm misst, und notieren Sie die Ergebnisse. Zwischendurch ist immer wieder eine Messung beim Hausarzt angezeigt.

→ **Bestimmung der Blutfette:** Hausarzt oder Internist

→ **Augenuntersuchung im Hinblick auf Folgeschäden:** Facharzt für Augenheilkunde

Ihre Ansprechpartner für wichtige Untersuchungen

→ **Bestimmung der Nierenparameter aus Blut und Harn:** Hausarzt oder Internist

→ **Untersuchung der Füße (Nervenfunktion und Durchblutung):** Hausarzt bzw. bei Notwendigkeit nach Überweisung Internist und Neurologe

→ **Ruhe-EKG:** Internist. Das Ruhe-EKG liefert Hinweise auf eine eventuelle Herzvergrößerung durch die Belastung des Bluthochdrucks. Auch Durchblutungsprobleme oder Herzrhythmusstörungen (z.B. das gefährliche Vorhofflimmern) können so festgestellt werden.

→ **Belastungs-EKG:** Internist. Dieses EKG kann in Einzelfällen zu einer genaueren Diagnose notwendig sein. Ihr Hausarzt wird Sie dafür zum Facharzt überweisen.

→ **Ultraschall der Halsgefäße:** Neurologe, Radiologe oder Internist. Aus dieser Untersuchung kann man ersehen, ob bereits eine Veränderung der Gefäße im Sinne einer Atherosklerose vorliegt.

→ **Ultraschall der Bauchorgane:** Internist oder Radiologe. Eine etwaige Fettleber, das Aussehen der Nieren sowie auch Veränderungen der Bauchspeicheldrüse können hier dargestellt werden.

Therapiegrundlage Lebensstil – Sie sind gefragt!

Diabetes mellitus ist eine Erkrankung, in deren Therapie Sie als Patient in hohem Maße eingebunden sind. Natürlich gibt es bestens wirksame Medikamente zur Behandlung der Zuckerkrankheit. Allerdings ist der Therapieerfolg umso größer, je mehr Sie selbst dazu beitragen. Durch gezielte Lebensstilmaßnahmen können Sie nicht nur die Manifestation der Krankheit verhindern bzw. hinauszögern (siehe Kapitel „Vorbeugung", ab *Seite 100)*, sondern auch Medikamente sparen und das Zeitfenster bis zur eventuellen Notwendigkeit einer Insulinbehandlung deutlich vergrößern. Doch selbst bei bereits insulinpflichtigen Diabetikern wirken sich Lebensstilmaßnahmen positiv aus.

Die beiden wichtigen Säulen der Behandlung mittels Lebensstil sind Bewegung und Ernährung.

Denn sowohl Bewegungsmangel als auch Übergewicht und Ernährungsfehler fördern die Entstehung eines Typ-2-Diabetes.

BEWEGUNG

Wie beeinflusst Sport meinen Diabetes?

Die Vorteile regelmäßiger körperlicher Aktivität auf einen Blick:
→ Die Insulinresistenz wird verbessert und damit der Blutzucker gesenkt.
→ Nicht nur während der Sportausübung gelangt vermehrt Zucker aus dem Blut in die Muskeln, sondern der Effekt hält bis zu 72 Stunden danach an.

→ Langfristig nimmt die Muskelmasse zu, wodurch regelmäßig mehr Zucker verbrannt wird.

→ Der Abbau von Übergewicht – ein weiterer wichtiger Risikofaktor für Diabetes – wird unterstützt.

→ Andere Begleiterkrankungen, wie Bluthochdruck und Fettstoffwechselstörungen, werden langfristig positiv beeinflusst.

Darf ich als Diabetiker überhaupt Sport ausüben?

Ja, das sollten Sie sogar! Wenn Sie bereits unter einem manifesten Diabetes und eventuellen Begleiterkrankungen leiden, sollten Sie allerdings sowohl die Wahl der Sportart als auch die Intensität des Trainings vorher mit Ihrem behandelnden Arzt absprechen und sich bei Bedarf einigen Untersuchungen unterziehen, bevor Sie losstarten.

Bewegung – ein wirksames Medikament

Geeignete Sportarten sind z.B. zügiges Spazierengehen, Wandern, Nordic Walking, Radfahren, Schwimmen, Langlaufen, Tanzen etc. Die Bewegungsarten können im Rahmen des Trainings selbstverständlich variiert werden. Also z.B. am Montag Radfahren, am Mittwoch Wandern, am Freitag Schwimmen.

TIPP: Wählen Sie eine Sportart, die Ihnen Freude bereitet. Denn nur so bleiben Sie auch langfristig „bei der Stange".

So könnte Ihr Bewegungsprogramm aussehen

Das optimale Programm setzt sich aus drei Faktoren zusammen:
→ Ausdauertraining
→ Krafttraining
→ Bewegung im Alltag

Ausdauertraining: Wie schon zur Vorbeugung (siehe *Seite 100*) empfiehlt die Österreichische Diabetes Gesellschaft auch zur Therapie:

> → pro Woche insgesamt 150 Minuten Ausdauerbewegung bei mittlerer Intensität, aufgeteilt auf mehrere (mindestens zwei) Tage
> → alternativ: wöchentlich 75 Minuten Training bei hoher Intensität, ebenfalls aufgeteilt auf mehrere Tage
> → Wenn Sie untrainiert sind, starten Sie Ihr Training bei mittlerer Intensität mit einer Mindesttrainingsdauer von 10 Minuten pro Einheit. Steigern Sie dann langsam auf 40 Minuten und mehr.

Training mit mittlerer Intensität: Sie können sich noch unterhalten, aber nicht mehr singen.

Training mit hoher Intensität: Ein durchgehendes Gespräch ist nicht mehr möglich.

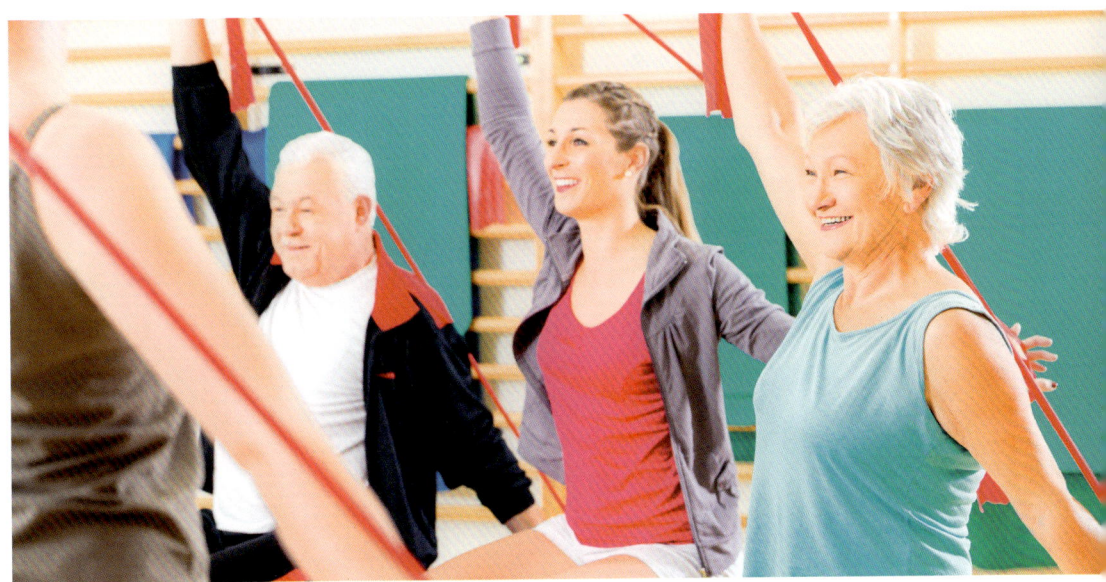

Krafttraining mit dem Thera-Band® ist schonend und effektiv

Krafttraining: Auch hier gelten die gleichen Empfehlungen wie für die Vorbeugung:

→ zwei- bis dreimal pro Woche muskelkräftigendes Training, bei dem auf lange Sicht alle großen Muskelgruppen beansprucht werden

→ Für Muskeltraining ist nicht unbedingt eine teure Mitgliedschaft in einem Fitnessstudio mit entsprechenden Maschinen Voraussetzung. Sie können sehr effektiv zu Hause gegen das eigene Körpergewicht (z.B. Liegestütz), aber auch mit Hanteln oder einem Trainingsband (Thera-Band®) Ihre Muskeln kräftigen.

→ Starten Sie zunächst mit drei bis vier Übungen für unterschiedliche Muskelgruppen und steigern Sie langsam auf acht Übungen.

→ Anfangs sollten Sie einen geringen Widerstand wählen, mit dem 30 Wiederholungen einer Übung (= 1 Satz) möglich sind. Der Widerstand sollte so gewählt werden, dass Sie die letzte Wiederholung gerade noch schaffen.

→ Insgesamt sollten Sie von jeder Übung drei solcher Durchgänge absolvieren.

→ Wenn Ihnen 30 Wiederholungen zunehmend leichter fallen, können Sie den Widerstand/das Gewicht langsam steigern, bis letztlich nur noch 8–15 Wiederholungen möglich sind. Bei dieser Intensität sollten Sie dann bleiben.

→ Gönnen Sie Ihren Muskeln nach jedem Durchgang 3 Minuten Pause.

Bewegung im Alltag: Oft hört man von wenig bewegungsfreudigen Mitmenschen den resignierenden Satz: „Ach, was soll das schon bringen, die paar Stiegen zu Fuß? Das zahlt sich gar nicht aus!" Lange Zeit war man auch tatsächlich der Ansicht, dass körperliche Belastung erst ab einer gewissen Zeitdauer wirksam ist. Heute weiß man, dass jeder Schritt zählt. Zusätzlich zu Ihrem Trainingsprogramm macht es daher durchaus Sinn, auch Ihren Alltag bewegter zu gestalten. Dafür gibt es zahlreiche Möglichkeiten. Hier einige Beispiele:

→ Verzichten Sie grundsätzlich auf den Lift und gehen Sie Treppen immer zu Fuß.

→ Machen Sie täglich einen Spaziergang.

→ Fahren Sie kurze Strecken nicht mit dem Auto, sondern mit dem Rad oder gehen Sie zu Fuß.

Vorsicht, Gefahr!

Sport ist zwar gesund und kann wie ein Medikament wirken, allerdings nur dann, wenn man gewisse Fehler vermeidet. Denn übertreibt man und geht über die eigenen Grenzen hinaus, so kann auch dieses „Medikament" zur Gefahr werden. Nach Paracelsus: Die Dosis macht das Gift.

Vermeiden Sie Fehler beim Sport

→ Ehrgeiz hat keinen Platz im Gesundheitssport! Übertreiben Sie nichts, sondern halten Sie sich an die oben beschriebenen Empfehlungen.

→ Lassen Sie sich beispielsweise bei Kraftmaschinen die Handhabung genau zeigen. Wer ein Trainingsgerät falsch benutzt, kann sich schwer verletzen.

→ Wenn Zeichen von Überanstrengung auftreten, sofort abbrechen! Solche Anzeichen können Schmerzen sein, Kurzatmigkeit, starkes Herzklopfen, Schwindel, Übelkeit etc.

→ Kein Sport, wenn Sie krank sind (z.B. grippaler Infekt, Fieber)!

Was müssen Diabetiker beachten?

→ Messen Sie vor der Sportausübung Ihren Blutzucker. Sind die Werte zu niedrig, so sollten Sie einen kleinen kohlenhydrathaltigen Imbiss (z.B. Obst, Vollkornweckerl) zu sich nehmen.

→ Absolut verboten ist das Training bei Unterzuckerung (Hypoglykämie).

→ Da körperliche Aktivität den Blutzucker senkt, sollten insulinpflichtige Diabetiker vor dem Training weniger Insulin spritzen. Auch eine Reduktion der Medikamentendosis (Antidiabetika) ist unter Umständen erforderlich.

→ Bei hohen Werten (über 250 mg/dl) muss auf Sport verzichtet werden. Stattdessen die Ursache eruieren und beseitigen. Haben Sie vielleicht vergessen, Ihre Medikamente zu nehmen? Was haben Sie gegessen? Sind Sie krank? Gönnen Sie sich Ruhe, lassen Sie eventuell die nächste Mahlzeit ausfallen und trinken Sie viel Wasser. Der Blutzucker muss erst unter 250 liegen, bevor er durch Training weiter gesenkt werden darf.

→ Bei einer neu aufgenommenen Sportart vorher, zwischendurch und nachher den Blutzucker messen.

→ Haben Sie eine lange Wanderung unternommen oder waren auf andere Weise stundenlang körperlich sehr aktiv, so hält die blutzuckersenkende Wirkung noch längere Zeit an. Daher in diesem Fall vor dem Schlafengehen den Blutzucker noch einmal messen und bei einem niedrigen Wert noch eine Kleinigkeit essen.

Immer mit dabei ...

Folgende Dinge gehören in die Sporttasche jedes Diabetikers:

→ Diabetikerausweis

→ ein kleiner Snack für zwischendurch: Obst, Vollkornweckerl oder Jausenbrot, Müsliriegel etc.

→ Traubenzucker oder Orangensaft als Notfallmaßnahme bei Unterzuckerung

→ gegen den Durst zuckerfreie Getränke

→ Blutzuckermessgerät

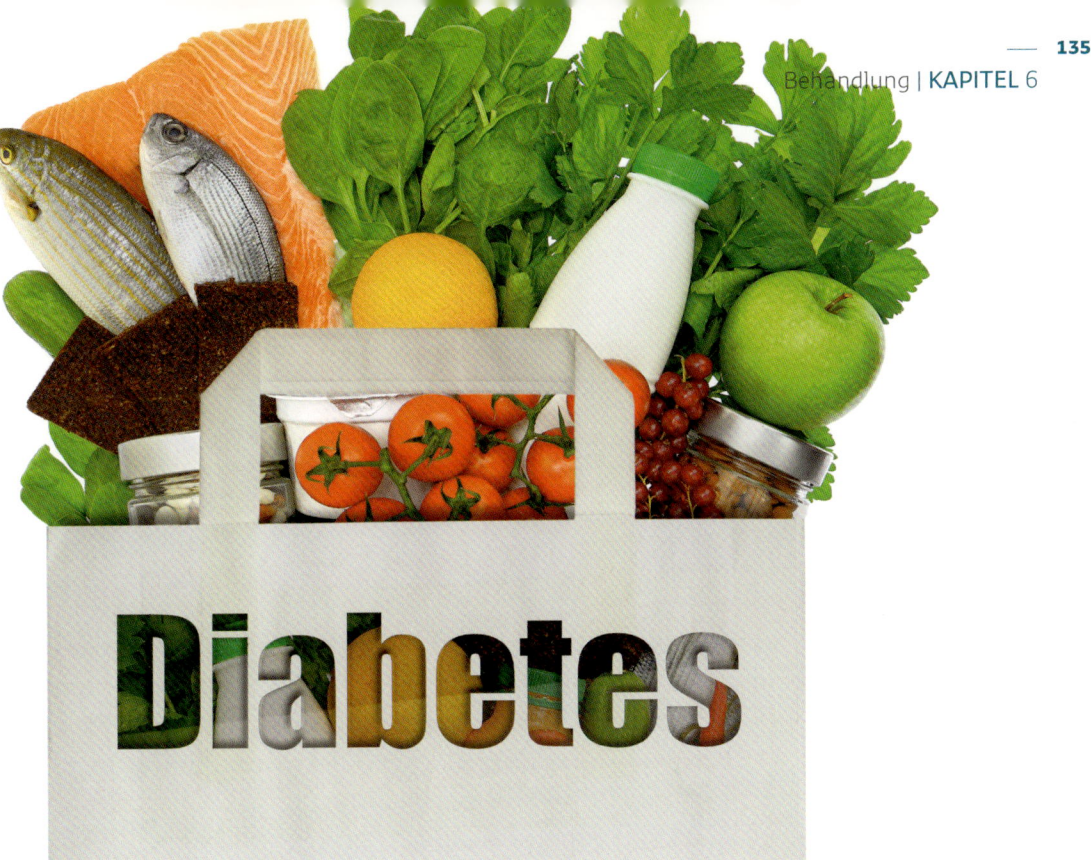

ERNÄHRUNG

Viele Menschen glauben, dass Diabetiker völlig anders essen
als der Rest der Menschheit und dass deshalb in einer Familie
mit einem Diabetiker doppelt gekocht werden muss. Doch das
ist keineswegs der Fall! Die Ernährung sollte schlicht und einfach auf Basis einer gesunden Mischkost zusammengestellt
sein, die ballaststoffreich und arm an tierischen Fetten ist.
Eine Ernährung also, die der ganzen Familie guttut!
Im Falle von Übergewicht ist natürlich auf eine kalorienredu-
zierte Kost zu achten.
Die Ernährungsempfehlungen der Österreichischen Diabetes
Gesellschaft gelten sowohl als Vorbeugungsmaßnahme als
auch zur Behandlung im Rahmen der Lebensstilmodifikation
bei Diabetikern.
Grundlage ist in beiden Fällen die Ernährungspyramide (siehe
dazu *Seite 110*).

8 Tipps für gesundes Genießen:

1. Süßigkeiten, Knabbergebäck und Mehlspeisen sind nicht tabu, allerdings sollten sie selten, in kleinen Mengen und ganz bewusst genossen werden.
2. Nie wieder Butter und Schlagobers? Weit gefehlt. Auch hier gilt: Die Dosis macht das Gift. Gegen dünn aufgestrichene Butter oder Margarine und äußerst sparsam verwendete Produkte wie Schlagobers oder Crème fraîche ist nichts einzuwenden.
3. Sie müssen keineswegs auf ein gutes Stück Fleisch verzichten. Wöchentlich dürfen zwei- bis dreimal mageres Fleisch, maximal 150 g magere Wurst, ein- bis zweimal Fisch und zwei bis drei Eier auf den Tisch kommen.
4. Gute Nachrichten für Liebhaber von Milch und Käse: Täglich zwei Portionen fettarme, ungezuckerte Milch und Milchprodukte sowie eine Portion magerer Käse sorgen für starke Knochen.
5. Bei Fett gilt: Qualität vor Quantität. Nur hochwertige Pflanzenöle mit ungesättigten Fettsäuren (nicht zu reichlich) verwenden.
6. Nudeln und Brot sind Dickmacher? Keineswegs, wenn Sie Vollkornprodukte bevorzugen und es mit der Menge nicht übertreiben. Diese treiben den Blutzucker nur langsam in die Höhe und machen schneller und anhaltender satt.
7. Bitte zugreifen: Drei Portionen Gemüse und zwei Portionen Obst sollten es täglich sein!
8. Auf das Trinken nicht vergessen! Pro Tag braucht Ihr Körper 1,5–2 Liter Wasser oder andere alkoholfreie, ungesüßte und kalorienfreie Getränke.

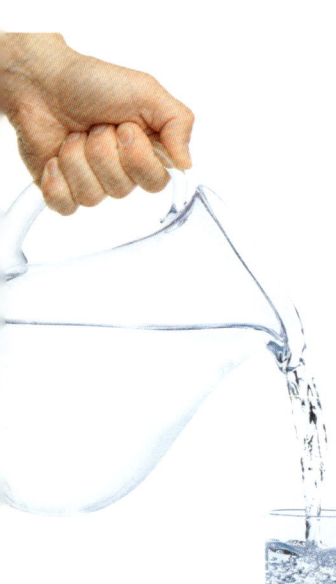

Wie viele Kalorien braucht der Körper?

Das ist von Person zu Person verschieden und hängt einerseits vom empfohlenen Normalgewicht, andererseits vom Energieverbrauch ab. Der Energiebedarf setzt sich nämlich aus zwei Faktoren zusammen: Grundumsatz und Leistungsumsatz.

Unter **Grundumsatz** versteht man jene Energiemenge, die man in Ruhe zur Aufrechterhaltung der Körperfunktionen benötigt. Man rechnet hier 1 kcal pro Kilo Normalgewicht und Stunde. Beträgt das Normalgewicht beispielsweise 70 Kilogramm, so bedeutet dies 70 kcal x 24 Stunden = 1.680 kcal pro Tag.

Leistungsumsatz ist die zusätzliche Energiemenge, die der Körper bei bestimmten Aktivitäten verbraucht:

→ Bei leichter körperlicher Aktivität (sitzende Tätigkeit, leichte Hausarbeit) benötigt man zusätzlich ein Drittel des Grundumsatzes.

→ Bei mittelschwerer Arbeit (z.B. Handwerker) braucht man zwei Drittel des Grundumsatzes.

→ Bei schwerer Arbeit, wie sie beispielsweise Bauarbeiter oder Leistungssportler verrichten, beträgt der Leistungsumsatz drei Drittel des Grundumsatzes.

Je nachdem, zu welcher Arbeitskategorie Sie gehören, können Sie Ihren täglichen Energiebedarf ausrechnen. Wer abnehmen möchte, sollte am besten nur die Kalorien für den Grundumsatz zu sich nehmen.

So sollte die Nahrung zusammengesetzt sein

Sich ausgewogen zu ernähren bedeutet ein optimales Zusammenspiel zwischen den einzelnen Nährstoffen, Wirkstoffen und Ballaststoffen.

Ballaststoffe sind unverdauliche Faserstoffe, die sich z.B. in Vollkornprodukten, Hülsenfrüchten, Salat, Gemüse und Obst finden. Sie sorgen für ein längeres Sättigungsgefühl und lassen den Blutzucker nach dem Essen nur langsam ansteigen. Daher sind Lebensmittel mit Ballaststoffen für Diabetiker die erste Wahl.

Zu den **Wirkstoffen** gehören Vitamine, Mineralstoffe und Spurenelemente.

Nährstoffe gliedern sich in Kohlenhydrate, Eiweiß und Fett. Sie sind unsere unverzichtbaren Energielieferanten.

Bei einer optimalen Ernährung sollte man rund 50% der Gesamtenergie in Form von Kohlenhydraten, 10–20% als Eiweiß und 30–35% als Fett zu sich nehmen.

Kohlenhydrate

Sie stellen die wichtigste Quelle für Glukose (Zucker) dar, die das Gehirn und die Skelettmuskulatur mit der notwendigen Energie versorgt. Man unterscheidet bei den Kohlenhydraten Einfachzucker, Zweifachzucker und Mehrfachzucker (Stärke):

→ Unter **Einfachzucker** versteht man jene Zucker, die nur aus einem einzigen Zuckermolekül bestehen. Daher müssen sie nicht im Darm zerlegt werden, sondern gelangen sofort ins Blut. Die Aufnahme von Einfachzucker ist daher bei Unterzuckerung eine wichtige Notfallmaßnahme. Die bekanntesten Einfachzucker sind Traubenzucker (Glukose) und Fruchtzucker (Fruktose).

*In der täglichen Ernährung sollten Sie Kohlen-
hydraten mit hohem Ballaststoffanteil den Vorzug
geben*

→ **Zweifachzucker** bestehen aus zwei Zuckermolekülen (Bausteinen) und müssen im Verdauungsapparat gespalten werden, um dann durch die Darmwand relativ rasch ins Blut
aufgenommen zu werden. Dazu gehören Haushaltszucker
(Saccharose), Malzzucker (Maltose) und Milchzucker (Laktose). Zweifachzucker sind z.B. enthalten in Marmelade, Honig, Mehlspeisen, gezuckerten Limonaden etc. Da sie den
Blutzucker schnell ansteigen lassen, haben sie einen gerin-
geren Sättigungswert. Folglich isst man meist mehr von diesen Produkten, daher Vorsicht: Übergewicht!

→ **Mehrfachzucker** bestehen aus sehr vielen Zuckerbausteinen, die im Zuge der Verdauung in lauter Einfachzucker zerlegt werden müssen. Erst dann können sie die Darmwand
passieren und als Glukose ins Blut gelangen. Der Körper wird
dadurch langsam und gleichmäßig mit Energie versorgt, der
Blutzucker bleibt weitgehend konstant. Der wichtigste Ver-
treter dieser Gruppe ist Stärke (in Brot, Nudeln, Kartoffeln,
Reis etc.). Kohlenhydrate mit hohem Ballaststoffanteil
(Vollkornprodukte, Gemüse, Obst) verringern eine postpran-
diale Hyperglykämie (starken Anstieg des Blutzuckers nach
dem Essen).

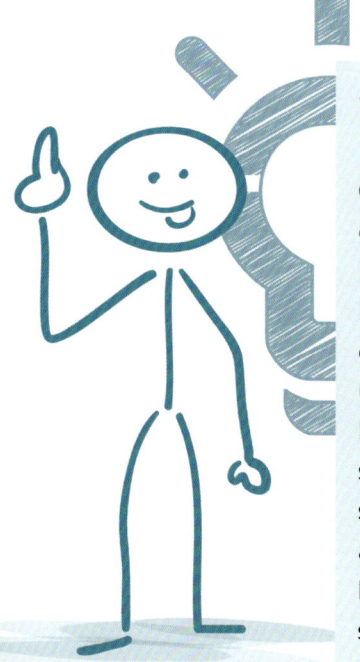

Wissen in Kürze:

Glykämischer Index: Für die Umwandlung von Kohlenhydraten in Energie wird Insulin benötigt. Der glykämische Index eines Nahrungsmittels gibt an, wie stark dieses den Blutzucker in die Höhe treibt. Je höher der glykämische Index ist, umso rascher und höher ist der Blutzuckeranstieg und umso höher die notwendige Insulinausschüttung.

Für eine gesunde Ernährung ist jedoch nicht der glykämische Index allein entscheidend. Denn beim Blutzuckeranstieg spielen auch andere Faktoren, wie die Zubereitungsart, die Portionsgröße oder die gleichzeitige Aufnahme von Fett oder Eiweiß, eine Rolle. Man sollte daher den glykämischen Index nicht überbewerten.

Zucker für Zuckerkranke?

Bis vor wenigen Jahren galt ein absolutes Zuckerverbot für Diabetiker. Das hat sich geändert. Nach neueren Erkenntnissen sind kleine Mengen Zucker in verarbeiteter Form (Mehlspeisen) ab und zu durchaus erlaubt. Die Menge sollte 200 kcal (ca. 50 Gramm) jedoch nicht übersteigen. Zucker in isolierter Form, wie beispielsweise zum Süßen des Kaffees oder in gesüßten Limonaden, sollte allerdings nach wie vor gemieden werden!

Süße Alternativen

Als Alternativen zu Zucker gibt es eine Reihe von Stoffen, die man in Zuckerersatzstoffe und Zuckeraustauschstoffe unterteilt.

→ *Zuckerersatzstoffe:*

Sie sind in Tablettenform, flüssig oder als Pulver erhältlich, sind frei von Kalorien und Broteinheiten und lassen den Blut-zuckerspiegel nicht ansteigen. Zum Backen sind sie allerdings nur bedingt geeignet, da die meisten Zuckerersatzstoffe nicht hitzebeständig sind.

Gängige Zuckerersatzstoffe sind z.B. Saccharin, Thaumatin, Aspartam, Sucralose, Acesulfam K, Neohesperidin DC und auf pflanzlicher Basis Stevia.

→ *Zuckeraustauschstoffe:*

Die bekanntesten sind Fruktose, Sorbit, Xylit, Mannit und Iso-malt. Sie werden heute allerdings kaum noch empfohlen, da sie wie Haushaltszucker Kalorien enthalten und in größeren Mengen den Blutzucker ansteigen lassen sowie Nebenwirkun-gen wie Durchfall verursachen können. Besonders Fruktose steht heute im Verdacht, an der Entstehung des metaboli-schen Syndroms mitbeteiligt zu sein.

In diesem Zusammenhang: So genannte „Diabetiker-lebensmittel" – Diabetikereis, Diabetikerschokolade etc. – sind weder der Gesundheit von Zuckerkranken speziell zuträglich, noch sind sie notwendig. Was für Nicht-Dia-betiker gesund ist, ist auch für Diabetiker gesund!

Wer braucht Broteinheiten?

Nicht jeder Zuckerkranke muss seine Ernährung in Broteinheiten umrechnen. Broteinheiten sind nur für jene Diabetiker von Relevanz, die ihre Insulindosis an die Menge der gegessenen Kohlenhydrate anpassen müssen.

Unter einer Broteinheit (BE) versteht man eine Maßeinheit, die angibt, in welcher Lebensmittelportion 12 g Kohlenhydrate enthalten sind. 1 Broteinheit entspricht beispielsweise ½ Scheibe Vollkornbrot oder 1 kleinen Apfel.

Man unterscheidet zwischen Lebensmitteln, die nach BE zu berechnen sind, und BE-freien Nahrungsmitteln.

Lebensmittel mit Broteinheiten:
→ Getreide und Getreideprodukte
→ Beilagen wie Reis, Nudeln, Knödel, Kartoffeln etc.
→ Obst und Obsterzeugnisse (Fruchtsäfte)
→ Milch
→ Jogurt
→ Zuckermais
→ Saft aus Karotten, roten Rüben, Tomaten
→ Walnüsse, Maroni, Cashewnüsse, Pistazien, Pinien-
  kerne, Haselnüsse
→ Zucker
→ Honig
→ Fruchtzucker
→ Süßwaren

BE müssen nur von mit Insulin behandelten Diabetikern beachtet werden

BE-freie Lebensmittel:

→ Gemüse, Salate, Hülsenfrüchte

→ Erdnüsse, Mohn

→ Eier

→ Pilze

→ Fisch

→ Fleisch und Wurst

→ Käse, Topfen

→ Sauerrahm, Schlagobers, Crème fraîche

→ Butter, Margarine, Öl

Wie viele Broteinheiten pro Tag?

Die Menge an Broteinheiten, die Sie als insulinpflichtiger Diabetiker essen dürfen, hängt einerseits von Ihrem Energiebedarf ab (siehe *Seite 137*), andererseits davon, ob Sie normalgewichtig sind oder abnehmen wollen.

Geht man davon aus, dass die Hälfte des täglichen Energiebedarfs durch Kohlenhydrate gedeckt wird, so können pro 1.000 kcal Energiebedarf ca. 9 BE verzehrt werden.

Kohlenhydrate und Insulin

→ Grundsätzlich sollten auch Diabetiker zwei bis drei Hauptmahlzeiten zu sich nehmen. Zwischenmahlzeiten sind aus therapeutischen Gründen mit modernen Therapien nicht mehr notwendig.

→ Zum Sport sollten insulinbehandelte Diabetiker Müsliriegel oder Obst als zusätzliche BE mitnehmen.

→ Traubenzucker und eine extra Broteinheit sollte man immer dabei haben.

→ Da körperliche Aktivität die Insulinwirkung verbessert, könnte Ihr Blutzucker danach absinken. Niemals mit einem Wert unter 120 mg/dl schlafen gehen – es könnte in der Nacht zu einer Unterzuckerung kommen! Daher spätabends eventuell noch eine Kleinigkeit (1 BE) essen.

→ Vorsicht bei Alkoholkonsum! Gefahr von Unterzuckerung!

→ Eine optimale Kohlenhydratauswahl lässt den Blutzucker langsam ansteigen und verhindert ein abruptes Absinken.

Eiweiß

Eiweiß (Protein) ist ein wichtiger Baustoff für den Körper, Bestandteil der Muskulatur sowie unverzichtbar für den Auf- und Umbau der Zellen und für die Bildung von Hormonen und Enzymen. Allerdings sollte es nur in begrenzten Mengen gegessen werden. Denn einerseits ist in vielen Eiweißprodukten versstecktes Fett enthalten, andererseits kann ein Übermaß an Eiweiß die Nieren belasten.

Eiweiß findet sich in tierischen Produkten und pflanzlichen Lebensmitteln. Der tägliche Bedarf sollte idealerweise jeweils zur Hälfte durch tierisches und pflanzliches Eiweiß gedeckt werden.

Bei *tierischem Eiweiß* sind fettarme Varianten (mageres Fleisch, Jogurt, Topfen etc.) zu bevorzugen.

Empfohlene Mengen an tierischem Eiweiß:

Täglich:
- → 1/4 bis 1/2 Liter fettarme Milchprodukte
- → 50 g magerer Käse oder 2–3 Esslöffel Magertopfen bzw. Hüttenkäse

Wöchentlich:
- → 2–3x 100–150 g mageres Fleisch
- → 2–3x 50 g magere Wurst
- → 3 Eier
- → 1–2x 150 g Meeresfisch

Lebensmittel mit *pflanzlichem Eiweiß* sollten ebenfalls täglich verzehrt werden. Es ist besonders in Hülsenfrüchten, Soja und Nüssen enthalten.

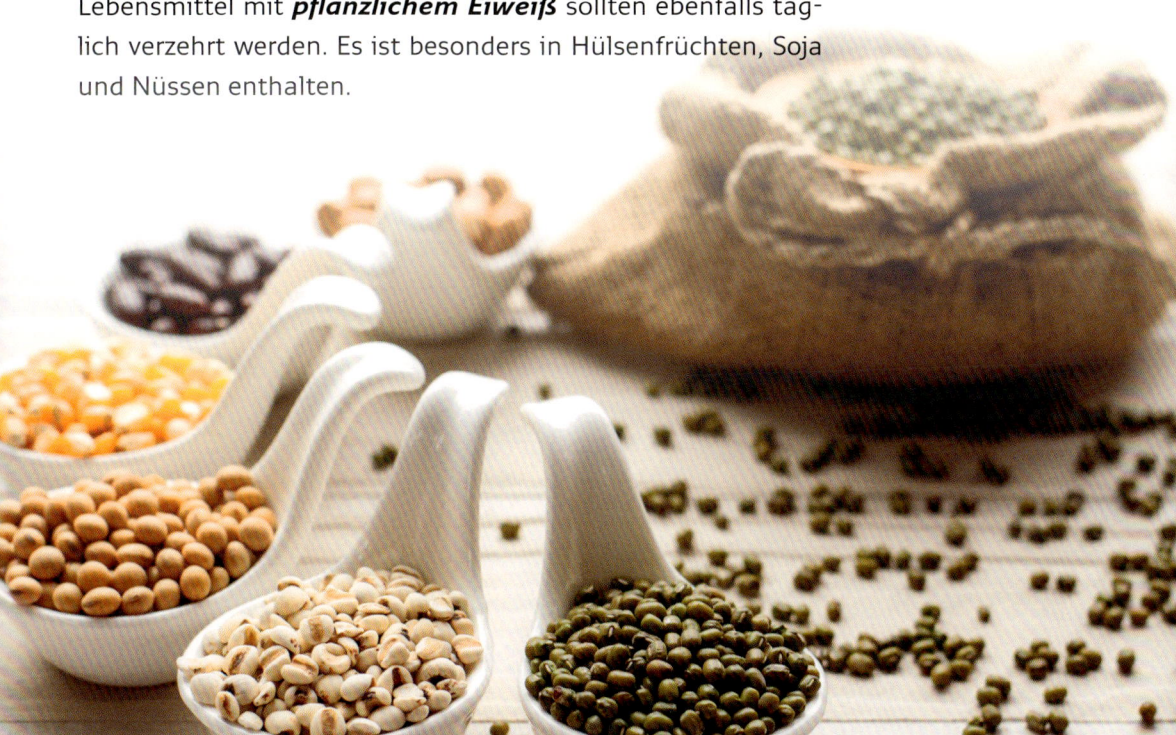

Fette

Wer an Fett denkt, hat unnötige Kalorienzufuhr und die Gefahr von Atherosklerose vor Augen. Doch Fette sind besser als ihr Ruf. Denn für ein reibungsloses Funktionieren unseres Organismus sowie für die Aufnahme fettlöslicher Vitamine sind sie absolut notwendig.

Allerdings sind bei der Fettaufnahme zwei Dinge zu beachten: die Wahl des Fettes und die Verzehrmenge.

Fett ist nicht gleich Fett

Wir unterscheiden zwischen Fetten mit gesättigten Fettsäuren und Fetten mit ungesättigten Fettsäuren.

→ **Gesättigte Fettsäuren** sind in tierischen Produkten wie Butter, Käse, Fleisch etc. enthalten. Sie wirken sich ungünstig auf die Blutfette aus und begünstigen die Entstehung von Atherosklerose. Sie erhöhen nämlich das „schlechte" LDL-Cholesterin, das sich dann an den Gefäßwänden ablagert und zu einer gefährlichen Verengung der Blutgefäße führen kann.

→ **Einfach und mehrfach ungesättigte Fettsäuren** hingegen üben einen günstigen Effekt auf die Blutgefäße aus und verringern die Gefahr einer Gefäßerkrankung. Sie steigern das „gute" HDL-Cholesterin, das als Gegenspieler des LDL-Cholesterins dieses zum Teil wieder aus den Gefäßwänden herauslösen kann. Dabei müssen die mehrfach ungesättigten Fettsäuren mit der Nahrung zugeführt werden, da unser Körper sie nicht selbst bilden kann.

Gute Quellen für **einfach ungesättigte Fettsäuren** sind Olivenöl, Rapsöl und Erdnussöl.

Mehrfach ungesättigte Fettsäuren kommen in Sonnenblumenöl, Distelöl, Maiskeimöl und Kürbiskernöl vor. Reich an mehrfach ungesättigten Fettsäuren, v.a. an Omega-3-Fettsäuren, sind auch Kaltwasserfische wie Lachs, Makrele oder Hering.

→ *Transfettsäuren* zählen zwar zu den ungesättigten Fettsäuren, wirken sich aber ebenso schädlich auf die Blutgefäße aus wie gesättigte Fettsäuren. Transfettsäuren entstehen hauptsächlich bei der Härtung von Fetten (Margarine) und dienen der Hitzestabilisierung in Frittierfetten.

Wie viel Fett darf sein?

Fett ist sehr kalorienreich. Der individuell mögliche Verzehr hängt jedoch wiederum vom persönlichen Energiebedarf ab. Pro 1.000 kcal Energiebedarf können rund 35–45 g Fett konsumiert werden.

Fette sind besser als ihr Ruf

Empfohlener täglicher Fettkonsum (für ca. 80 g/Tag):

→ *Streichfett:* max. 10 g = 1/2 Esslöffel

In dieser Menge darf durchaus auch Butter auf dem Brot genossen werden. Ob Butter oder Margarine ist eine Geschmacksfrage.

→ *Kochfett:* ca. 25–30 g

Bevorzugen Sie pflanzliche Öle zum Kochen bzw. für Salate, gehen Sie aber generell sehr sparsam damit um.

→ *Verstecktes Fett:* ca. 30–40 g

Es ist nicht ganz leicht, verstecktem Fett auf die Spur zu kommen. Es verbirgt sich in Fleisch, Wurst, Käse, Milchprodukten, aber auch in Süßigkeiten und Schokolade.

10 g verstecktes Fett sind enthalten in:

→ 16 g Nüssen

→ 29 g Schlagobers

→ 30 g Vollmilchschokolade

→ 30 g Pommes frites oder Chips

→ 40 g Extrawurst

→ 45 g Gouda

→ 250 g Putenschinken

→ 5 kg Karotten

Achten Sie daher bereits beim Einkauf auf die Fettangaben und wählen Sie bewusst magere Produkte aus. Wählen Sie außerdem fettarme Zubereitungsarten wie Dünsten, Dämpfen, in der Folie Garen, Grillen oder Braten in einer beschichteten Pfanne. Auch der Römertopf eignet sich hervorragend für eine gesunde Zubereitung.

Tauschgeschäfte – fettreiche Lebensmittel und ihre Alternativen:

→ *Sauerrahm oder cremig gerührtes Magerjogurt* statt Creme fraîche

→ *1% Jogurt* statt 3,6% Jogurt

→ *(Puten-)Schinken* statt Salami

→ *Puten- oder Hühnerfleisch (ohne Haut)* statt Schweinefleisch

→ *Tilsiter* statt Emmentaler Käse

→ *Magertopfen* statt Gervais

Getränke für Diabetiker

Der Mensch besteht zu mehr als 70% aus Wasser. Der tägliche Flüssigkeitsbedarf eines Erwachsenen liegt bei 1,5–2 Liter. Bei hohen Temperaturen oder vermehrter körperlicher Aktivität sowie bei Erkrankungen mit Erbrechen oder Durchfall geht mehr Flüssigkeit verloren als normalerweise. Daher muss auch entsprechend mehr ersetzt bzw. zugeführt werden.

Empfehlenswert:
→ Das beste Getränk ist zweifellos Wasser, entweder in Form von Leitungswasser, Sodawasser oder Mineralwasser. Ein Spritzer Zitrone oder Limette sowie eventuell ein paar Blätter Minze verleihen dem Getränk jeweils einen besonderen Geschmack.
→ Auch bei ungezuckertem Früchte- oder Kräutertee und zuckerfreiem, selbst gemachtem Eistee dürfen Diabetiker zugreifen.
→ Wenn schon Limonaden, dann Light-Getränke, die mit Süßstoff gesüßt sind. Sie sind zucker- und kalorienfrei.

Ungeeignet:
Fruchtsäfte, Limonaden, Milch, Eistee, Energydrinks, Instantgetränke, Malzgetränke, Bier (sowohl alkoholhaltiges als auch alkoholfreies) sind als Durstlöscher nicht geeignet, weil sie viele Kalorien in Form von Zucker enthalten und den Blutzucker rasch ansteigen lassen.

*Ein Gläschen
Wein darf sein*

Alkohol – ja oder nein?

Grundsätzlich ist Alkoholkonsum für Diabetiker ebenso zu bewerten wie für Nicht-Diabetiker. Allerdings muss natürlich vor übermäßigem Genuss gewarnt werden, da ja die negativen Auswirkungen hinlänglich bekannt sind:

→ Alkohol ist ein Suchtmittel.
→ Er liefert dem Körper sehr viele Kalorien und begünstigt damit Übergewicht und Fettleibigkeit.
→ Alkohol belastet die Leber.
→ Übermäßiger Alkoholkonsum stellt einen Risikofaktor für zahlreiche, teils bösartige Erkrankungen dar.
→ Bei Diabetikern, die mit Insulin oder Sulfonylharnstoffen behandelt werden, kann Alkohol außerdem zu Unterzuckerung führen.

Ein mäßiger Konsum ist jedoch auch Zuckerkranken möglich. Grundsätzlich sollten Frauen maximal 20 g, Männer maximal 30 g Alkohol pro Tag zu sich nehmen.

Wie viel Alkohol ist wo enthalten?

→ 0,2 l Wein enthalten 17,6 g Alkohol.
→ 0,1 l Sekt enthalten 8,8 g Alkohol.
→ 0,3 l Bier enthalten 11,5 g Alkohol.

Wenn Sie auf Alkohol nicht verzichten möchten, sollten Sie Ihr Glas Wein aber ganz bewusst Schluck für Schluck genießen und alkoholische Getränke **niemals gegen den Durst trinken!**
Für Diabetiker geeignete alkoholische Getränke sind trockener Wein und trockener Sekt. Weniger geeignet sind süße alkoholische Getränke (süßer Wein, Likör, halbsüßer oder süßer Sekt) sowie Mixgetränke.

Unterzuckerung vermeiden – Genießen nach der „Gläser"-Regel

Folgende Mengen erhöhen die Gefahr einer Unterzuckerung nur unwesentlich und sind daher „erlaubt":

→ für Frauen höchstens 1 Glas (= 1/8 l Wein oder Sekt) pro Tag

→ für Männer nicht mehr als 2 Gläser täglich

Sollten Sie doch einmal mit einem weiteren Glas über die Stränge schlagen, so empfiehlt es sich, Kohlenhydrate (z.B. Gebäck, Brot etc.) dazu zu essen.

Übrigens: Für alkoholische Getränke darf kein Insulin gespritzt werden!

Mit den in diesem Kapitel angeführten Lebensstilmaßnahmen haben Sie Ihre Zuckerkrankheit selbst in der Hand! Sie können sich Tag für Tag aufs Neue entscheiden, Ihrer Krankheit die Rote Karte zu zeigen. Je öfter und konsequenter Sie dies tun, umso besser. Vermutlich müssen Sie sich anfangs zu manchen Dingen erst überwinden, aber schon bald wird Ihr neuer Lebensstil zu Ihrer zweiten Natur werden.

Geschulte Patienten leben besser

Bei kaum einer anderen Krankheit ist das Wissen des Betroffenen so wichtig wie bei Diabetes. Es handelt sich ja um keine „vorübergehende Unpässlichkeit, die wieder vergeht", sondern um eine ernst zu nehmende chronische und fortschreitende Erkrankung mit oft lebensgefährlichen Folgeschäden. Wenn Sie über Ihre Krankheit und jene Maßnahmen, mit denen man diese bremsen kann, Bescheid wissen, können Sie Ihre Lebensqualität deutlich verbessern und sich vor den gefährlichen Folgeschäden schützen.

Was müssen Sie wissen?
→ Wie Diabetes entsteht und sich entwickelt
→ Wie es zu erhöhten Blutzuckerwerten bzw. zur Unterzuckerung kommt
→ Wie Sie Ihren Blutzucker richtig messen und protokollieren
→ Wie Sie selbst durch Lebensstilmaßnahmen wie Bewegung und Ernährung aktiv an der Behandlung mitarbeiten können
→ Welche Spätfolgen drohen und wie Sie diese vermeiden
→ Welche Kontrolluntersuchungen wichtig sind
→ Wie Sie mit Diabetes im Alltag, bei der Arbeit, beim Sport und auf Reisen umgehen sollten
→ Wie andere Diabetiker das schaffen
→ Warum und wie Sie Ihre Medikamente anwenden müssen, inklusive Spritztechnik und Dosisanpassung bei Insulinbehandlung

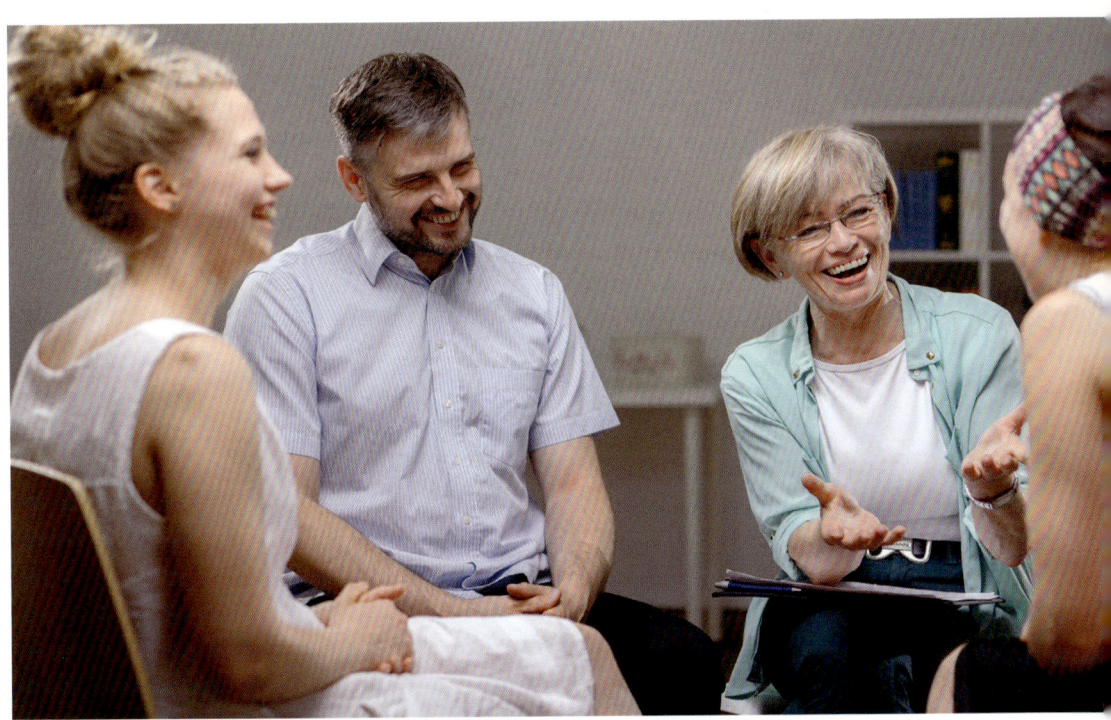

In Gruppenschulungen lernt man, mit der Krankheit umzugehen, und kann sich mit anderen Betroffenen austauschen

All das und noch viel mehr erfahren Sie in einer Diabetiker-schulung. Solche Patientenschulungen werden für Gruppen von sechs bis zwölf Teilnehmern abgehalten. Ein Team aus Arzt, Diabetesberater und/oder Diätologen vermittelt Ihnen, was Sie wissen müssen, und macht Sie zum Experten für Ihre Krankheit.

Wer bietet Schulungen an?

Ärzte, die im „Therapie Aktiv"-Programm (siehe *Seite 193*) tätig sind, bieten häufig selbst Gruppenschulungen an. Ihr betreuender Arzt kann Sie aber auch zu einem schulenden Kollegen oder an ein Diabeteszentrum überweisen. Die Schu-lungen werden von den Krankenkassen bezahlt.

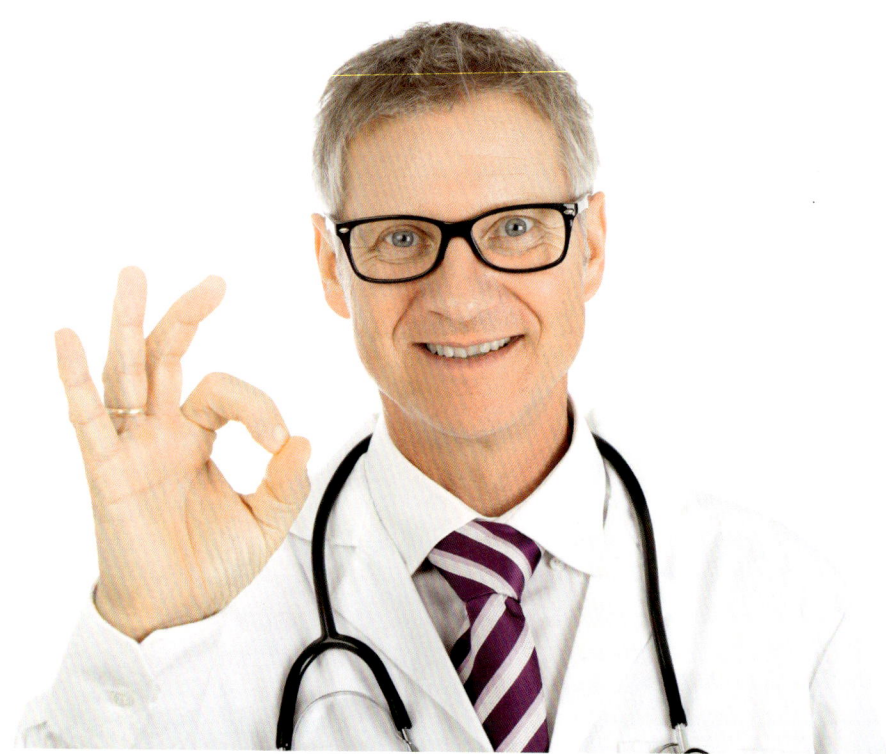

Alles unter Kontrolle?

Eine gute Schulung ist auch Voraussetzung für eine andere wichtige Säule der Behandlung: die Selbstkontrolle. Selbstverständlich ersetzt dies nicht die regelmäßigen Untersuchungen durch Ihren Arzt. Doch sind Selbstkontrollen eine wichtige Ergänzung.

Außerdem erhalten Sie so einen guten Überblick über Ihre Stoffwechsellage und die Wirksamkeit der momentanen Behandlung. Insulinpflichtige können damit rechtzeitig Akutkomplikationen (z.B. Unterzuckerung oder Überzuckerung) erkennen und darauf entsprechend reagieren.

Wenn Sie alle Werte schriftlich festhalten, kann Ihr Arzt anhand dieser Dokumentation ersehen, ob die Therapie greift oder geändert werden muss.

Folgende Werte können Sie als geschulter Patient selbst kontrollieren: Blutzucker, Blutdruck, Gewicht und Füße.

→ Blutzuckerkontrolle

Blutzucker-Selbstkontrollen sind für alle Menschen mit Diabetes, vor allem aber für insulinbehandelte Diabetiker unerlässlich. Zur Messung stehen verschiedene Geräte zur Auswahl (siehe dazu auch *Seite 36)*. Bei den meisten Geräten wird ein Tropfen Blut aus der Fingerspitze entnommen und auf einen Teststreifen aufgebracht, wo es zu einer Reaktion des Zuckers mit dem Teststreifen kommt. Das Ergebnis (= der Blutzuckerwert) wird dann auf dem Messgerät angezeigt.

Das Gerät und die Teststreifen werden in der Regel von Ihrem Arzt verordnet und von den Krankenkassen nach entsprechender Schulung bezahlt. Abhängig von der individuellen Therapie variiert jedoch die notwendige Anzahl von Blutzucker-Teststreifen.

Lassen Sie sich den Gebrauch des Gerätes bei der Übergabe genau zeigen. Eine Einschulung erfolgt auch im Rahmen der Diabetikerschulung.

Neu sind Geräte mit Sensormessung. In diesem Fall misst ein Sensor am Oberarm 24 Stunden lang alle 15 Minuten den aktuellen Blutzuckerwert. Dieses Gerät ist allerdings nur in bestimmten Situationen sinnvoll.

Vorsicht! In Österreich wird der Blutzuckerwert in mg/dl angegeben, in manchen Ländern in mmol/l. Da bei manchen Geräten die Anzeige umgestellt werden kann, müssen Sie vor der Messung unbedingt sicherstellen, dass die richtige Einheit eingestellt ist und Sie nicht auf Basis eines falschen Wertes zu viel oder zu wenig Insulin spritzen.

Richtig Blutzucker messen – Fehler vermeiden

Tipps zur Messung:
→ Waschen Sie vor dem Stechen die Hände mit warmem Wasser. Erstens müssen diese absolut sauber sein und zweitens fördert warmes Wasser die Durchblutung, sodass ein Blutstropfen leichter gewonnen werden kann.
→ Verwenden Sie keine Hautdesinfektionsmittel oder Alkohol, da diese den Blutzuckerwert verfälschen können.
→ Falls Ihr Gerät codiert werden muss, ist der Code bei jeder neuen Teststreifenpackung anzupassen. Daher nach dem Einschalten unbedingt den Code kontrollieren.
→ Streichen Sie die Handfläche zu den Fingerspitzen hin aus und danach auch den jeweiligen Finger.
→ Stechen Sie mit der Stechhilfe seitlich in die Fingerbeere. Quetschen Sie dabei den Finger nicht.
→ Verwenden Sie abwechselnd alle zehn Finger.
→ Unter Umständen können Sie auch aus Ihrem Ohrläppchen oder dem Unterarm einen Blutstropfen gewinnen. Fragen Sie dazu Ihren Arzt.

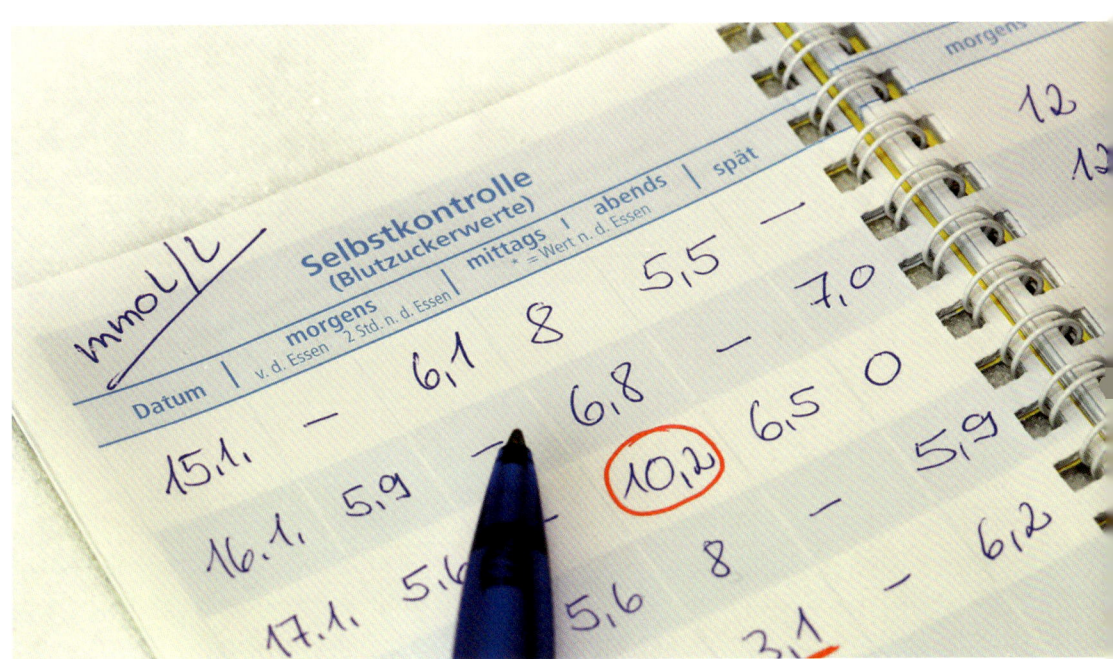

Dokumentieren Sie Ihre Messergebnisse!

→ Halten Sie den Teststreifen in den Blutstropfen, bis das Gerät ein Signal abgibt.

→ Warten Sie die Messzeit ab und dokumentieren Sie dann den Blutzuckerwert schriftlich mit Datum und Uhrzeit.

→ Darüber hinaus sollten gespritzte Insulinmenge, Essensmenge und außergewöhnliche Situationen schriftlich festgehalten werden. Dies alles hilft Ihrem Arzt bei der Dosisanpassung.

→ Bewahren Sie die Teststreifen in der sofort nach Gebrauch verschlossenen Originaldose auf. Sie sollten vor Licht, Wärme, Kälte und Feuchtigkeit geschützt sein. Lagern Sie diese wegen der hohen Luftfeuchtigkeit nicht im Badezimmer.

→ Wie oft für Sie eine Messung notwendig ist, hängt von der Therapie ab. Fragen Sie dazu Ihren Arzt.

→ Blutdruckkontrolle

Bluthochdruck (Hypertonie) ist für die Blutgefäße ebenso schädlich wie zu viel Zucker im Blut. Er stellt schon alleine einen hohen Risikofaktor für Gefäßerkrankungen, insbesondere Schlaganfall, dar. Ist der Bluthochdruck noch mit hohem Blutzucker kombiniert, so potenziert sich die Gefahr für die Diabetes-Folgeerkrankung Schlaganfall. Eine regelmäßige Kontrolle der Blutdruckwerte (und bei Bedarf natürlich eine entsprechende Behandlung durch Lebensstil und eventuell Medikamente) ist für Diabetiker daher von größter Bedeutung!
Eine einzelne Blutdruckmessung zu Hause oder beim Arzt ist nicht aussagekräftig. Am besten ist es, wenn Sie mindestens zwei Wochen lang täglich zweimal immer zur selben Zeit (morgens und abends) messen und die Werte in eine Blutdrucktabelle eintragen. 30 Messungen ergeben einen aussagekräftigen Durchschnittswert.

Richtig messen
Die Messungen können beim Hausarzt, in der Apotheke oder zu Hause vorgenommen werden.
Verwenden Sie für die Selbstmessung nur geeichte Messgeräte mit Oberarmmanschette. Einige Minuten vor der Messung sollten Sie sich ruhig verhalten, um den Blutdruck nicht kurzfristig in die Höhe zu treiben.

Was bedeutet welcher Wert?

Idealer Wert:	< 120/< 80
Normaler Wert:	120–129/80–84
Hochnormaler Wert:	130–139/85–89
Bluthochdruck Grad 1:	140–159/90–99
Bluthochdruck Grad 2:	160–179/100–109
Bluthochdruck Grad 3:	> 180/ > 110

Grundsätzlich gilt für Diabetiker wie für jeden Menschen: je niedriger, desto besser! Ist allerdings eine Behandlung mit Medikamenten notwendig, liegt der Zielblutdruck bei < 140/90 mmHg.

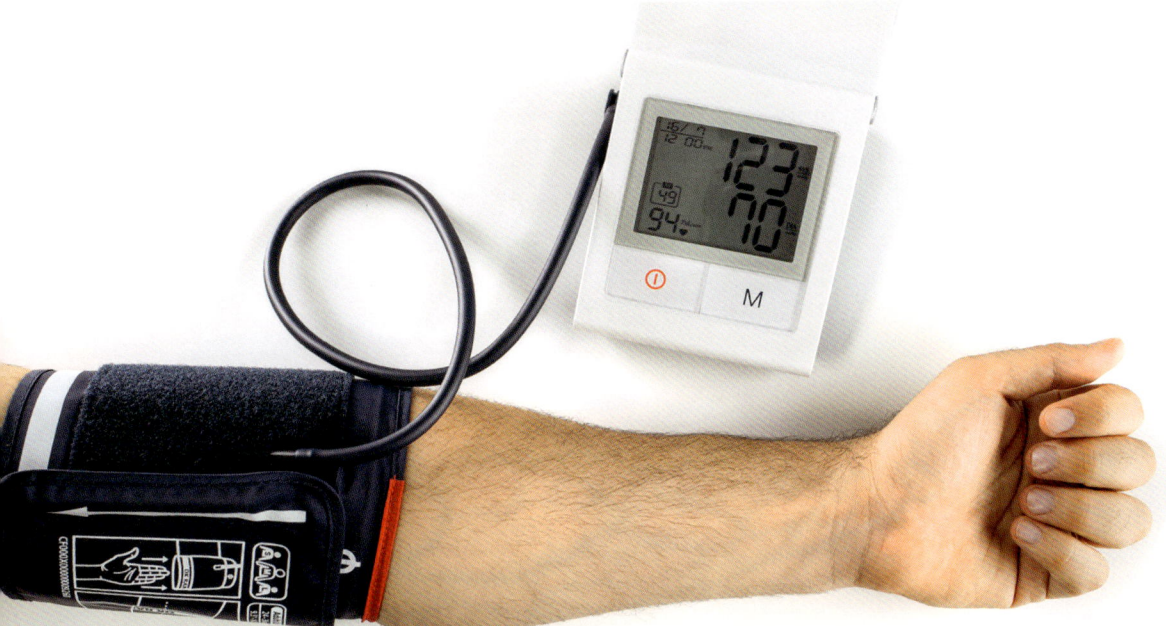

Achten Sie auf Ihre Füße!

→ Fußkontrolle

Das diabetische Fußsyndrom ist eine gefährliche Folgekrankheit des Diabetes (siehe *Seite 220*). Da die Störungen an Gefäßen und Nerven meist schmerzlos verlaufen, übersieht man sie leicht. Daher ist es wichtig, regelmäßig (bei bereits vorhandenen Schädigungen täglich) die eigenen Füße zu kontrollieren. Schauen Sie zu diesem Zweck auch Ihre Fußsohlen in einem Spiegel an.

Achten Sie bei der Fußkontrolle auf trockene, rissige Haut, Verfärbungen, kleinste Verletzungen, Blasen, Rötungen, Hornhaut und Druckstellen. Auch allgemeine Gefühlsstörungen oder eine eingeschränkte Kalt-warm-Wahrnehmung sollten ein Alarmzeichen sein und zum Arzt führen.

→ Gewichtskontrolle

Steigen Sie einmal pro Woche zur gleichen Tageszeit (am besten in der Früh nach der Blasenentleerung und vor dem Frühstück) unbekleidet auf die Waage. Notieren Sie Ihr Gewicht regelmäßig. So können Sie rasch gegensteuern, falls die Waage einmal mehr anzeigt. Sie können damit aber natürlich auch eine notwendige Gewichtsreduktion überwachen.

Medikamentöse Therapie des Typ-2-Diabetes

Diabetes Typ 2 lässt sich sowohl durch Lebensstilmaßnahmen (siehe ab *Seite 128)* als auch durch Medikamente gut behandeln. Für Patienten mit Typ-2-Diabetes, die mit Lebensstilmaßnahmen keine zufrieden stellende Senkung des Nüchternblutzuckers und des HbA_{1c}-Wertes erreichen, ist eine medikamentöse Therapie angezeigt.

Primäres Therapieziel bei neu aufgetretener Erkrankung ist eine Stoffwechsellage, die der eines Gesunden nahekommt. Die Zielwerte werden jedoch für jeden Patienten individuell mit dem behandelnden Arzt vereinbart.

Wenn trotz eines gesunden Lebensstils mit ausreichend Bewegung und angepasster Ernährung das Therapieziel nicht mehr erreicht wird, wird Ihr Arzt zum nächstfolgenden Behandlungsschritt übergehen und Ihnen zur Unterstützung der Blutzuckersenkung Medikamente verordnen. Mit den heute zur Verfügung stehenden Medikamenten kann individuell auf die persönlichen Bedürfnisse des Betroffenen eingegangen werden.

In diesem Kapitel stellen wir die bei Drucklegung des Buches in Österreich verfügbaren Medikamentengruppen und Medikamente vor – unabhängig von der Frage, ob und unter welchen Bedingungen die Kosten für das jeweilige Medikament von den Sozialversicherungsträgern erstattet werden.

Orale Antidiabetika

Dabei handelt es sich um blutzuckersenkende Medikamente, die oral eingenommen, also geschluckt werden. Der Grundbaustein dieser medikamentösen Behandlung ist Metformin. Wird durch die Kombination von Lebensstilmaßnahmen und Metformin keine zufrieden stellende Blutzuckereinstellung erzielt, so wird Ihnen Ihr Arzt zusätzlich ein Medikament aus einer anderen Wirkstoffgruppe verordnen. Sehr häufig sind solche Medikamentenkombinationen notwendig, um die gewünschten Zielwerte auch wirklich zu erreichen.

Im Folgenden finden Sie einen Überblick über alle derzeit zur Verfügung stehenden blutzuckersenkenden Medikamente:

→ Metformin

Der Wirkstoff Metformin stellt die Basis der medikamentösen Diabetestherapie dar – vorausgesetzt, es liegen keine Kontraindikationen oder Unverträglichkeiten vor.

Wirkung: Die Glukoseproduktion in der Leber wird verringert und die Insulinempfindlichkeit von Muskeln und Fettgewebe verbessert.

Mögliche Nebenwirkungen: Dosisabhängig kann es zu Magen- und Darmbeschwerden kommen (metallischer Geschmack, Blähungen, Durchfälle).

Unterzuckerung: Metformin ruft keine Unterzuckerung hervor.

Kontraindikationen: fortgeschrittene Nieren- und Herzinsuffizienz

Handelsnamen in Österreich: z.B. Glucophage®, Diabetex®, Meglucon®

→ Alpha-Glukosidase-Hemmer

Diese Medikamente sind im Darm wirksam und werden nicht in den restlichen Organismus aufgenommen.

Wirkung: Sie hemmen die Spaltung von Zweifachzucker in Einfachzucker. Dadurch wird die Zuckeraufnahme aus dem Darm verzögert und ein zu rasches Ansteigen des Blutzuckers verhindert. Alpha-Glukosidase-Hemmer wirken vor allem nach Mahlzeiten auf den durch das Essen verursachten Blutzucker-anstieg, weniger auf den Nüchternblutzucker.

Mögliche Nebenwirkungen: Blähungen, Bauchkrämpfe, Durchfälle, …

Unterzuckerung: Sie rufen keine Unterzuckerung hervor.

Kontraindikationen: vorangegangene Darmoperationen, chronische Durchfallerkrankungen

Handelsnamen in Österreich: z.B. Glucobay®

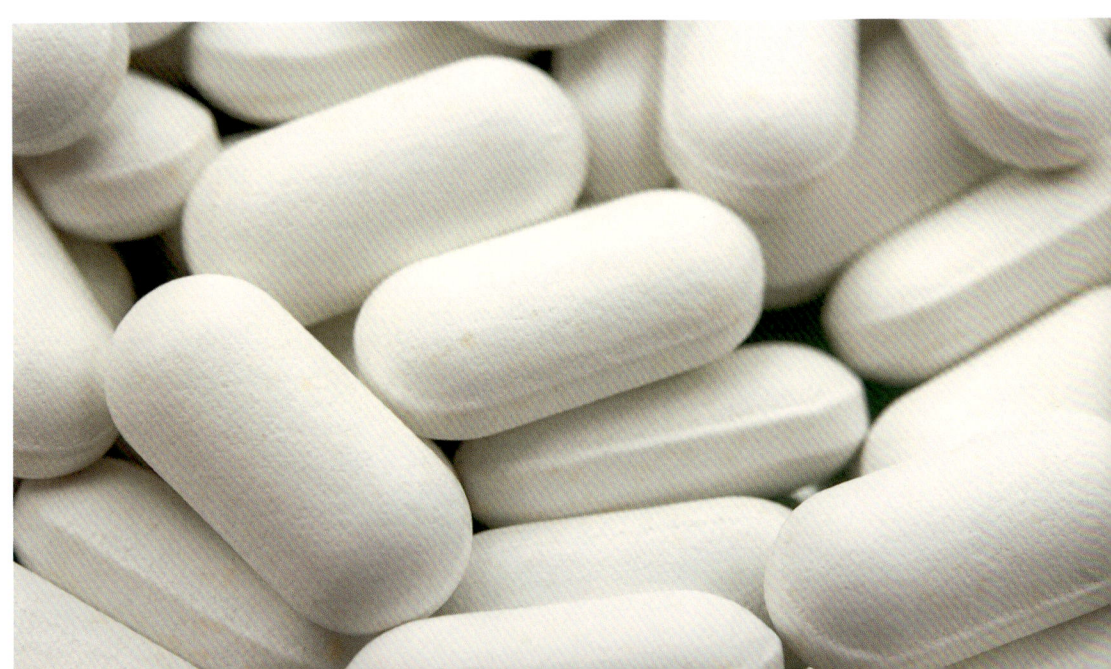

→ Sulfonylharnstoffe und Glinide

Wirkung: Bei beiden Substanzenklassen ist der Wirkmechanismus gleich. In den Insulin produzierenden Betazellen der Bauchspeicheldrüse stimulieren Sulfonylharnstoffe und Glinide die Insulinausschüttung durch die Betazellen. Aufgrund der vermehrten Insulinfreisetzung kann mehr Zucker aus dem Blut in Muskeln und Fettgewebe aufgenommen werden.
Die Wirkung von Gliniden hält kürzer an als die von Sulfonylharnstoffen; diese werden daher häufig gegen einen zu starken Blutzuckeranstieg nach dem Essen eingesetzt.
Diese Medikamente entfalten ihre Wirkung jedoch nur, wenn die Bauchspeicheldrüse noch imstande ist, Insulin zu produzieren.
Mögliche Nebenwirkungen/Unterzuckerung: Als wichtigste Nebenwirkung können Unterzuckerungen (Hypoglykämien) auftreten. Auch eine geringe Gewichtszunahme ist möglich.
Kontraindikationen:
  → fortgeschrittene Niereninsuffizienz
  → Außerdem sollen Sulfonylharnstoffe und Glinide abgesetzt werden, wenn zur bestehenden Medikation eine Insulintherapie hinzukommt. Die Unterzuckerungsgefahr würde sonst zu stark ansteigen.
  → Schwangerschaft
Handelsnamen in Österreich für Sulfonylharnstoffe: z.B. Amaryl®, Diamicron®, Gliclada®, Gliclazid®, Glimepirid®, Glurenorm®
Handelsnamen in Österreich für Glinide: z.B. NovoNorm®, Repaglinid®

→ Glitazone

Wirkung: Glitazone verbessern die Insulinempfindlichkeit des Körpers und damit die Wirkung des körpereigenen Insulins. Während Metformin nur in der Leber wirkt, werden Glitazone auch in der Skelettmuskulatur und im Fettgewebe wirksam.

Mögliche Nebenwirkungen: Gewichtszunahme, Flüssigkeitseinlagerungen in den Beinen (Beinödeme). Dadurch kann in seltenen Fällen eine Herzinsuffizienz ausgelöst werden. Auch das Risiko für Knochenbrüche bei Frauen ist erhöht.

Unterzuckerung: Es ist keine Unterzuckerung zu befürchten.

Kontraindikationen: Herzinsuffizienz, Blasenkarzinom

Handelsnamen in Österreich: z.B. Actos®, Pioglitazon

→ Gliptine (DPP-4-Hemmer)

Wirkung: Gliptine hemmen das körpereigene Enzym DPP-4, das für den Abbau des Hormons GLP-1 verantwortlich ist. GLP-1 wirkt blutzuckerregulierend, da es nach einer Mahlzeit die Magenentleerung verlangsamt, ein Sättigungsgefühl hervorruft und die Insulinproduktion stimuliert. Durch die Gabe von DPP-4-Hemmern kann das Hormon seine Wirkung länger entfalten, die Folge ist eine langsamere Aufnahme von Zucker aus der Nahrung über den Darm und eine stärkere bzw. länger dauernde Insulinfreisetzung.

Mögliche Nebenwirkungen: Es sind keine wesentlichen Nebenwirkungen bekannt. Allerdings gibt es noch keine Erfahrungswerte bei langjähriger Einnahme.

Unterzuckerung: Es kommt weder zu Unterzuckerung noch zu Gewichtszunahme.

Kontraindikationen: schwere Leber- und Nierenerkrankungen (Ausnahme: Trajenta®)

Handelsnamen in Österreich: z.B. Januvia®, Galvus®, Onglyza®, Trajenta®

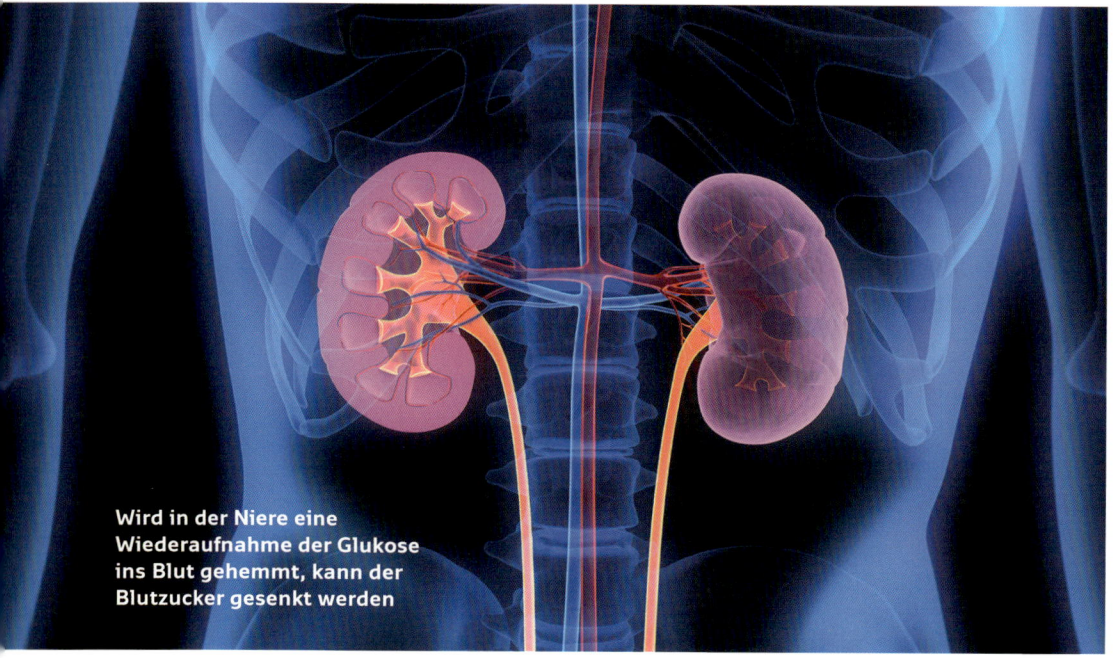

Wird in der Niere eine Wiederaufnahme der Glukose ins Blut gehemmt, kann der Blutzucker gesenkt werden

→ Gliflozine (SGLT-2-Hemmer)

Wirkung: Gliflozine hemmen in der Niere einen Natrium-Glukose-Transporter, der Glukose aus dem gebildeten Harn ins Blut zurückholt. Über eine Hemmung dieser Wiederaufnahme wird vermehrt Zucker über den Harn ausgeschieden und dadurch der Blutzucker gesenkt.

Nebenwirkungen: meist mäßige Gewichtsreduktion über den Glukoseverlust. Es kann zum Auftreten von Urogenitalinfektionen kommen und manchmal auch zu vermehrtem Flüssigkeitsverlust.

Unterzuckerung: keine

Kontraindikationen: fortgeschrittene Niereninsuffizienz; in diesem Fall sind Gliflozine nämlich unwirksam.

Handelsnamen: In Österreich sind drei Wirkstoffe zugelassen: Dapagliflozin (Forxiga®), Canagliflozin (Invokana®) und Empagliflozin (Jardiance®)

Injektionstherapien

→ GLP-1-Analoga

Wirkung: GLP-1 ist, wie bei den Gliptinen bereits beschrieben, ein blutzuckerregulierender Botenstoff, der die Insulinfreisetzung fördert. GLP-1-Analoga sind Wirkstoffe, die dem menschlichen GLP-1 ähnlich sind (daher: Analoga).
Während orale Medikamente (DPP-4-Hemmer/Gliptine) das Enzym DPP-4 hemmen, das den Abbau von GLP-1 verursacht, wird mit GLP-1-Analoga dem Körper ein leicht verändertes GLP-1 direkt zugeführt. Dieses wird durch DPP-4 nicht bzw. langsamer abgebaut.
Diese Behandlung ist aktuell nur als Injektionstherapie möglich, weil die direkte Aufnahme von GLP-1 über den Darm wie bei allen Eiweißen technisch derzeit nicht wirklich gelöst ist.
Die Wirkung der GLP-1-Analoga ist stärker als die der Gliptine.
Mögliche Nebenwirkungen: Da GLP-1 nicht nur in der Bauchspeicheldrüse blutzuckerregulierend wirkt, sondern zudem im Gehirn einen appetitreduzierenden Effekt hat, kommt es durch die Behandlung meist zu einer Gewichtsreduktion von 4 bis 7 Kilo. Am Beginn der Therapie treten manchmal Völlegefühl und Übelkeit oder sogar Erbrechen auf. Diese Nebenwirkungen sind jedoch dosisabhängig und vorübergehend.
Unterzuckerung: keine bzw. nur in Kombination mit Insulin
Handelsnamen in Österreich: z.B. Victoza®, Byetta®, Bydureon®, Trulicity®, Lyxumia®

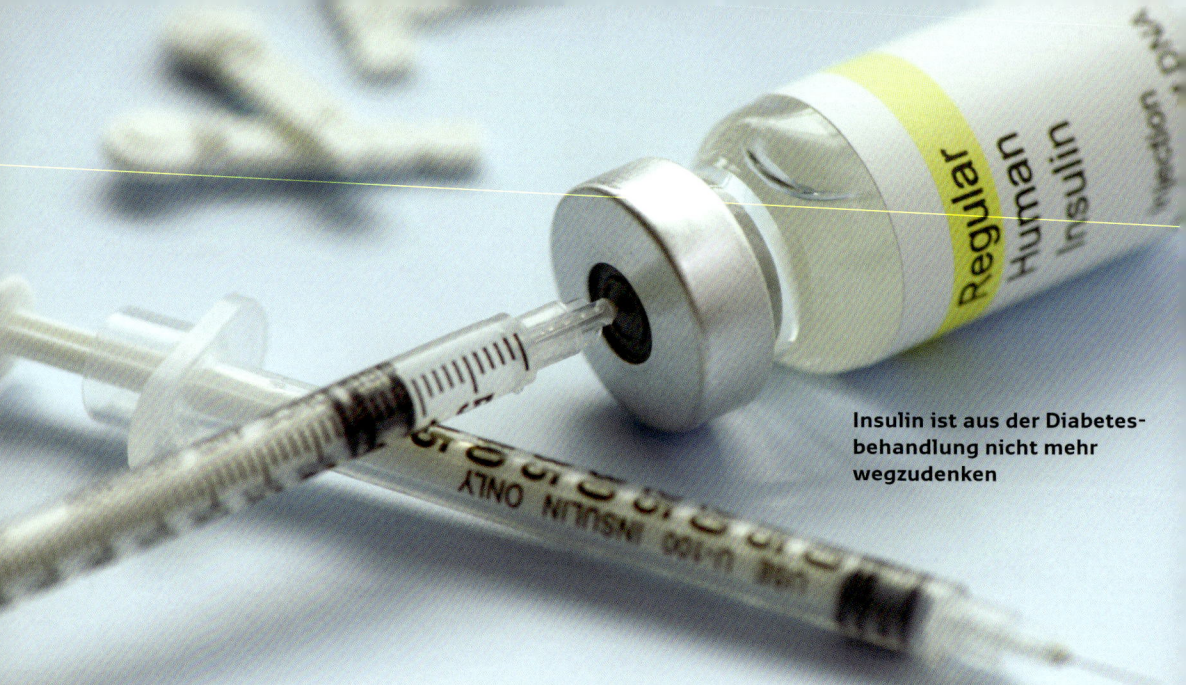

**Insulin ist aus der Diabetes-
behandlung nicht mehr
wegzudenken**

→ Insulin

Bis zum Jahr 1921 waren Typ-1-Diabetes und fortgeschritte-
ner Typ-2-Diabetes ein Todesurteil. Denn bis dahin gab es keine Möglichkeit, das fehlende Insulin im Körper zu ersetzen.
1921 wurde dann erstmals ein Kind, das an Typ-1-Diabetes
litt, erfolgreich mit Insulin behandelt. Die Begründer dieser Behandlung, die beiden kanadischen Forscher Frederick Banting
und Charles Best, erhielten für ihre revolutionäre Leistung den
Nobelpreis für Medizin.
Heute ist Insulin aus der Diabetesbehandlung nicht mehr wegzudenken. Typ-1-Diabetiker müssen ihr ganzes Leben lang Insulin zuführen. Bei Typ-2-Diabetikern ergibt sich die Notwendigkeit meist erst nach langem Krankheitsverlauf.

Was ist Insulin?

Insulin ist ein Hormon bzw. Botenstoff, der von den Betazellen
in den Langerhans'schen Inseln der Bauchspeicheldrüse produziert wird. Es schleust Zucker aus dem Blut in jene Körperzellen, wo Energie gebraucht (Muskeln) oder gespeichert (Fettgewebe) wird. Besteht ein absoluter Insulinmangel, muss Insulin
von außen zugeführt werden.

Wie wirkt Insulin als Therapie?

Die Wirkung des im Rahmen der Therapie unter die Haut (subkutan) gespritzten Insulins ist dieselbe wie die des körpereigenen Insulins.

Es transportiert Zucker aus dem Blut in die Körperzellen, indem es den Einbau von Glukosetransporter in Muskel- und Fettzellen stimuliert. Darüber hinaus reduziert Insulin in der Leber die Glukose-Neuproduktion. Im Skelettmuskel ermöglicht es die Aufnahme von Glukose in den Muskel zur Energiebereitstellung und Speicherung.

Woraus besteht therapeutisches Insulin?

Früher wurde Insulin aus dem Pankreasgewebe von Schweinen oder Rindern gewonnen. Heute werden nur noch humanes Insulin oder humane Insulin-Analoga verwendet. Therapeutisches Insulin wird biotechnisch hergestellt.

→ *Klassisches Insulin:* Jeder einzelne Bestandteil (Aminosäure) ist identisch mit menschlichem Insulin.

→ *Insulin-Analoga:* Insulin wurde verändert und mit Eigenschaften ausgestattet, die in der Therapie nützlich sind.

Es stehen heute zahlreiche Insuline, Mischungen und Insulin-Analoga (bedarfsgerecht leicht verändertes Insulin) zur Verfügung, die sich in erster Linie durch die Zeitdauer bis zum Wirkungseintritt sowie die Wirkdauer unterscheiden. Für die Therapie gibt es **kurzwirksame Insuline, langwirksame Insuline** und **Mischinsuline (Fertigmischungen aus kurz- und langwirksamem Insulin).** Dadurch kann die Behandlung optimal auf jeden Patienten abgestimmt werden.

Ihr Arzt wird das für Sie am besten geeignete Präparat verordnen. Mit der richtigen Insulintherapie werden sich Ihre Zuckerwerte schnell verbessern und Sie gewinnen an Lebensqualität. In Patientenschulungen lernen Sie die richtige und sichere Anwendung.

→ **Kurzzeitinsulin-Analoga:**
Die Wirkung tritt sofort ein, hält allerdings nur 2–3 Stunden an.
Handelsnamen: z.B. NovoRapid®, Humalog®, Apidra®

→ **Normalinsulin:**
Die Wirkung zeigt sich nach 15–30 Minuten und hält 4–6 Stunden an.
Handelsnamen: z.B. Actrapid®, Lilly Normal®, Insuman Rapid®

→ **Langzeitinsulin (Verzögerungsinsulin):**
Die Wirkung setzt nach einer Stunde ein und hält 12–14 Stunden an.
Handelsnamen: z.B. Insulatard®, Lilly Basal®, Insuman Basal®

→ **Langzeitinsulin-Analoga:**
Wirkungseintritt nach 2 Stunden; Wirkdauer bis zu 24 Stunden
Handelsnamen: z.B. Levemir®, Tresiba®, Lantus®

→ **Mischinsulin (Langzeit- mit Normalinsulin):**
Wirkt nach 30 Minuten, die Wirkung hält 10–12 Stunden an.
Handelsnamen: z.B. Novo Nordisc Mixtard®, Lilly Profil®, Insuman Comb®

→ **Mischinsulin (Langzeitinsulin mit Analoga):**
Sofortiger Wirkungseintritt; Wirkdauer: 12–14 Stunden
Handelsnamen: z.B. NovoMix®, Humalog Mix®

Insulin und seine Anwendungsformen

→ *Prandiale Insulintherapie:*
Ein kurzwirksames Insulin wird zu den Hauptmahlzeiten gespritzt. Eignet sich nur, solange eine Basisfunktion der Bauchspeicheldrüse gegeben ist. Nach einiger Zeit kann eine Kombination mit Langzeitinsulin notwendig werden.

→ *Basis-Bolus-Therapie (funktionelle Insulintherapie):*
Kurzzeitinsulin (Bolusinsulin) oder -Analogon wird zu den
Hauptmahlzeiten gespritzt. Die Menge hängt dabei von den
gegessenen Kohlenhydraten (BE) ab. Zusätzlich ein- bis zweimal täglich ein langwirksames Basisinsulin.

→ *Konventionelle Insulintherapie:*
Mischinsuline werden je nach Bedarf ein- bis dreimal täglich
gespritzt.

→ *BOT (Basalinsulin-unterstützte orale Therapie):*
Zusätzlich zu den Tabletten wird einmal täglich ein Langzeitinsulin gespritzt.

Mögliche Nebenwirkungen der Insulintherapie:
Gewichtszunahme, Unterzuckerung bis hin zu schweren Hypoglykämien

Kontraindikationen: keine

*Heute stehen
zahlreiche
Insulintherapien
zur Verfügung,
sodass Patien-
ten beinahe
„maßgeschnei-
dert" behandelt
werden können*

Ziele der Diabetestherapie

Grundsätzliches Ziel ist die Blutzuckerregulierung bzw. -senkung und damit das Erreichen eines HbA_{1c}-Zielwertes mit möglichst wenigen bis keinen Nebenwirkungen, in erster Linie ohne Unterzuckerung und Gewichtszunahme.

Dieser HBA_{1c}-Wert muss für jeden Patienten individuell festgelegt werden. Er ist einerseits abhängig von der Dauer der Diabeteserkrankung, andererseits von den Begleiterkrankungen und den Lebensumständen. Die Spannbreite ist dabei groß und reicht von einem Wert unter 6,5% beim frisch manifestierten jüngeren Patienten ohne Komplikationen bis zu 8–8,5% beim hochbetagten Menschen.

Wie kommt man ans Ziel?

Wenn eine Lebensstilmodifikation nicht ausreicht, um das Therapieziel zu erreichen, ist der übliche erste Schritt eine Therapie mit Metformin. Der nächste Schritt ist eine Kombination aus zwei oder drei Medikamenten. Auch eine Kombination von Metformin und Insulin ist möglich.

Da man grundsätzlich Unterzuckerung und Gewichtszunahme so lange wie möglich vermeiden möchte, kommt in den allermeisten Fällen Insulin erst später zum Einsatz. Der nächste Behandlungsschritt ist immer dann fällig, wenn mit der bisherigen Therapieform der Zielwert nicht mehr erreicht wird.

Stufen der Diabetestherapie:

1. Lebensstilanpassung

2. zusätzlich Metformin

3. zusätzlich andere orale Diabetesmedikamente

4. zusätzlich Insulin

Grundsätzlich bleibt die bisherige Medikation bestehen, wenn eine (zusätzliche) Insulintherapie begonnen wird. Ausnahme sind Sulfonylharnstoffe. Da diese ebenfalls eine Unterzuckerung hervorrufen können, würde sich gemeinsam mit Insulin die Gefahr einer Hypoglykämie potenzieren. Daher müssen mit Beginn der Insulintherapie die Sulfonylharnstoffe abgesetzt werden.

Sowohl bei den oralen Diabetesmedikamenten als auch bei den Insulintherapien stehen heute so viele unterschiedliche Möglichkeiten zur Wahl, dass die Therapie sozusagen maßgeschneidert an die Lebensumstände jedes Patienten angepasst werden kann.

Braucht jeder Typ-2-Diabetiker eines Tages Insulin?

Die Gabe von Insulin wird dann erforderlich, wenn aufgrund der Krankheit die Bauchspeicheldrüse kaum noch oder gar kein Insulin mehr produziert. Denn Typ-2-Diabetes ist ja eine fortschreitende Erkrankung, bei der die Funktion der Bauchspeicheldrüse mehr und mehr nachlässt. Anfangs kann man die Blutzuckerwerte durch entsprechende Lebensstilmaßnahmen bzw. durch orale Diabetesmedikamente regulieren, doch irgendwann im Laufe ihrer Erkrankung brauchen die meisten Patienten eine Insulintherapie. Wie schnell dies erforderlich wird, ist individuell verschieden. Manche Patienten benötigen nach fünf Jahren Insulin, andere nach 25 Jahren noch immer nicht.

Hypoglykämie – die gefürchtete Unterzuckerung

Von Hypoglykämie spricht man, wenn der Blutzucker unter 70 mg/dl absinkt, ungeachtet der Tatsache, ob dies mit Symptomen verbunden ist oder nicht. Meist zeigt sich die Unterzuckerung zwar durch eindeutige Symptome, es gibt aber auch eine asymptomatische Hypoglykämie ohne äußere Anzeichen. In diesem Fall liegt eine Hypoglykämie-Wahrnehmungsstörung vor, die nur durch die Messung des Blutzuckers festgestellt werden kann.

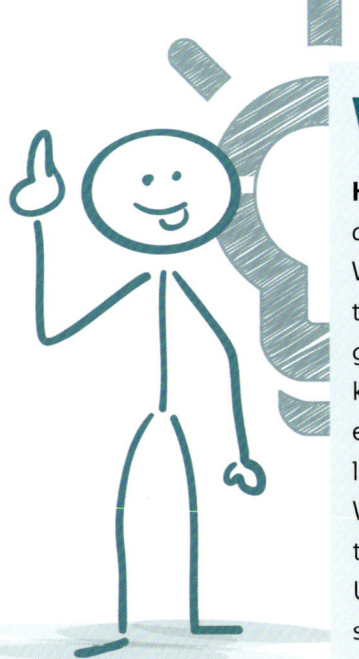

Wissen in Kürze:

Hypoglykämie-Wahrnehmungsstörung: Diabetiker, bei denen eine Störung des Nervensystems vorliegt, spüren die Warnsignale einer Unterzuckerung nicht. Denn diese Symptome werden über eine Aktivierung im Nervensystem ausgelöst. Der Zuckermangel im Gehirn tritt somit ohne Vorankündigung auf. Die Hypoglykämie-Wahrnehmungsstörung entwickelt sich allerdings erst im späteren Krankheitsverlauf.
Wenn im Rahmen der Blutzucker-Selbstkontrolle Werte unter 70 mg/dl gemessen werden, ohne dass Symptome einer Unterzuckerung spürbar sind, so liegt mit hoher Wahrscheinlichkeit eine Wahrnehmungsstörung vor.

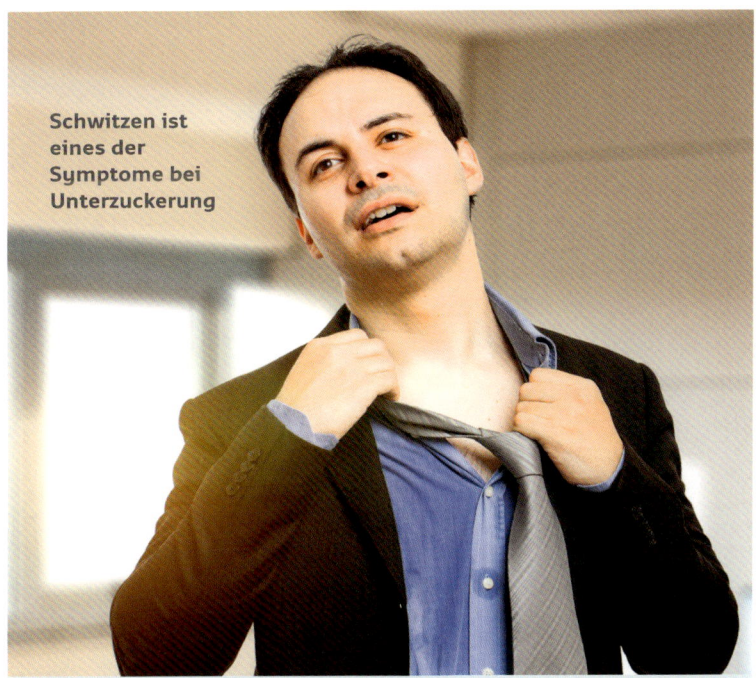

Schwitzen ist eines der Symptome bei Unterzuckerung

Symptome einer Unterzuckerung:

→ Schwitzen

→ Zittern

→ Heißhunger

→ Nervosität, Unruhe

Grundsätzlich ist Unterzuckerung etwas Normales und tritt im Laufe der Blutzuckerregulation bei allen Menschen auf. Eine normale Unterzuckerung limitiert sich allerdings selbst und ist ungefährlich, weil sie durch körpereigene Regulationsmechanismen automatisch ausgeglichen wird.
Auch Diabetiker sind von solchen „normalen" Unterzuckerungen betroffen, die nicht durch die Behandlung hervorgerufen werden und daher harmlos sind. Gefährlich hingegen können jene Hypoglykämien werden, die durch die Therapie mit Insulin, Sulfonylharnstoffen und Gliniden verursacht werden.

Warum können Hypoglykämien gefährlich sein?

Reichen bei einer normalen Unterzuckerung die körpereigenen Gegenmaßnahmen nicht mehr aus und wird kein Zucker von außen zugeführt, so ist eine schwere Unterzuckerung die Folge. Der Patient wird verwirrt oder bewusstlos und kann sich selbst nicht mehr helfen. Dieser Zustand ist aus zwei Gründen lebensbedrohend:

1. Fällt der Blutzuckerspiegel sehr stark ab, so wird das Gehirn nicht mehr ausreichend mit Glukose versorgt. Dies kann über Bewusstlosigkeit und Krämpfe sogar zum Tod führen.
2. Eine schwere Unterzuckerung kann auch Herzrhythmusstörungen hervorrufen, die am Ende tödlich sind.

Was tun bei Unterzuckerung?

Bei normaler Unterzuckerung und ungenügender Selbstregulation reicht es, Zucker in Form von Traubenzucker, Orangensaft oder klassischem gezuckertem Cola zuzuführen.

Handelt es sich um eine schwere Unterzuckerung, bei der der Betroffene nicht mehr ansprechbar ist, so müssen umgehend Rettung oder Notarzt gerufen werden.

Falls Glukagon griffbereit ist, sollte dieses unter die Haut gespritzt werden. Glukagon erhöht den Blutzucker und ist Bestandteil eines Notfall-Kits, das Patienten mit intensivierter Insulintherapie stets bei sich haben sollten.

KEINESFALLS sollten Sie ...

→ ... Schokolade, Brot, Kekse oder Light-Getränke wie Cola light oder Cola Zero zuführen. Unterzuckerte brauchen schnell verfügbare Kohlenhydrate (möglichst Einfachzucker).

→ ... einem schwer unterzuckerten Menschen, der nicht mehr ansprechbar ist, Zucker in den Mund stecken. Er könnte daran ersticken!

Da häufige Hypoglykämien die Lebensqualität der Betroffenen stark beeinträchtigen, versucht man, die Insulintherapie so zu steuern, dass bei bestmöglichem Effekt keine oder nur sehr wenige Unterzuckerungen auftreten.

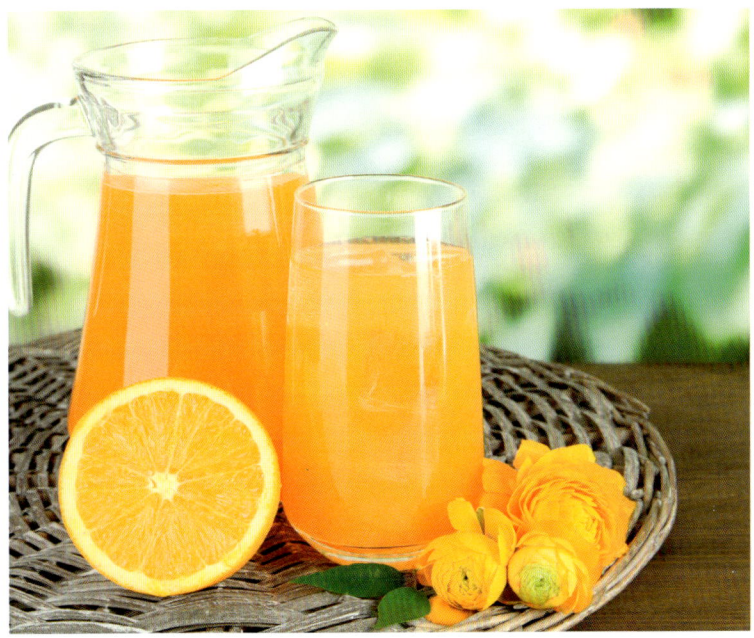

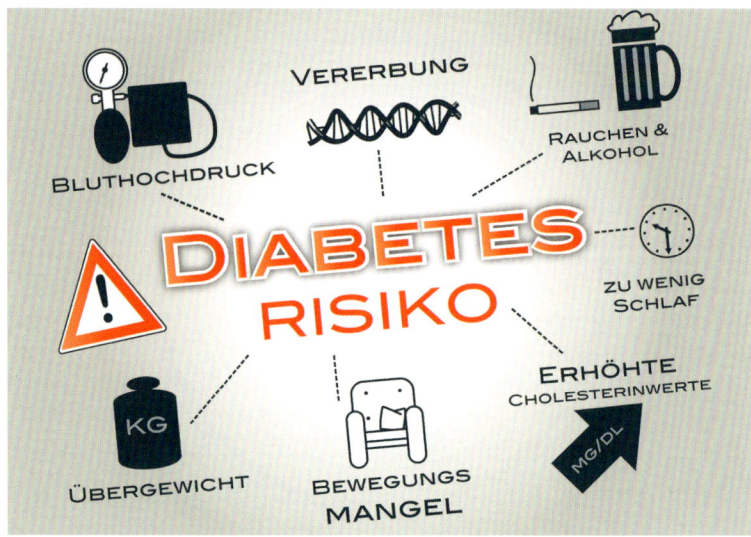

Therapie der Risikofaktoren

Nicht nur die Zuckerkrankheit selbst muss ausreichend behandelt werden, sondern die Therapie sollte sich auch auf jene Begleiterscheinungen erstrecken, die letztlich gefährliche Risikofaktoren für das Auftreten von Spätschäden darstellen. Das trifft in erster Linie auf Bluthochdruck und erhöhte Blutfette zu.

Strategien gegen Bluthochdruck

Erhöhter Blutdruck fördert das Auftreten von Folge- und Spätschäden eines Diabetes. Vor allem begünstigt er die Entstehung eines Schlaganfalls, von Augenerkrankungen (Retinopathie) und Nierenkrankheiten. Näheres zu Folgekrankheiten lesen Sie ab *Seite 201*.
Zielwert für Diabetiker ist daher ein Blutdruck von < 140/90 mmHg.
Wie beim hohen Blutzucker ist auch hier die Basis der Therapie eine Lebensstilintervention.

Lebensstilmaßnahmen zur Senkung des Blutdrucks

→ *Reduktion von Übergewicht:*
Jedes Kilo zu viel stellt eine Belastung für Herz und Gefäße
dar. Das Blut muss mit höherem Druck durch die Blutgefäße
gepumpt werden. Bereits eine Gewichtsabnahme von wenigen Kilogramm kann den Blutdruck senken.

→ *Ernährung:*
Neben einer generell gesunden Ernährung (siehe *Seite 135)*
wirkt sich vor allem die Einschränkung des Salzkonsums positiv aus. Je mehr Salz (Natriumchlorid) sich im Körper befindet,
umso mehr steigt das Flüssigkeitsvolumen, das dann einen
größeren Druck auf die Gefäße ausübt. Somit wird der Blutdruck in die Höhe getrieben.
Die Gesamtmenge an Salzkonsum sollte pro Tag 6 Gramm
nicht übersteigen. Bedenkt man jedoch den versteckten Salz-
gehalt in Lebensmitteln und salzt man dann selbst noch kräf-
tig nach, ist diese Grenze rasch überschritten.

→ *Stressmanagement:*
Wenn wir unter Stress stehen, werden vermehrt Stresshormone (Adrenalin, Noradrenalin und Kortisol) aus der Nebennie-
renrinde ausgeschüttet. Diese Hormone lassen den Blutdruck
ansteigen. Mit gezieltem Stressmanagement und regelmäßiger Entspannung trägt man umgekehrt zur Senkung des Blut-
drucks bei.

→ *Bewegung:*
Durch Bewegung erweitern sich die Blutgefäße, die Herzmus-
kulatur wird gestärkt und der Ruheblutdruck sinkt. Ideale Be-
wegungsformen sind Ausdauerbelastungen wie flottes Spazierengehen, Nordic Walking, Wandern, Radfahren etc. Bei
stark erhöhtem Blutdruck sollte vorher mit dem Hausarzt
Rücksprache gehalten werden.

Medikamente zur Senkung des Blutdrucks

Kann der Bluthochdruck mit Lebensstilmaßnahmen nicht ausreichend gesenkt werden, so ist eine medikamentöse Behandlung erforderlich. Welches Medikament für Sie das richtige ist, hängt einerseits von bestehenden anderen Erkrankungen ab, muss aber andererseits oft auch erst ausprobiert werden. Folgende Medikamentengruppen werden am häufigsten zur Blutdrucksenkung eingesetzt:

Hoher Blutdruck muss unbedingt normalisiert werden. Oft sind dafür Medikamente notwendig

→ **ACE-Hemmer:**

Diese Medikamente hemmen die Bildung des Hormons Angiotensin II, das die feinen Blutgefäße verengt und somit den Druck in den Gefäßen erhöht.

→ **Sartane (Angiotensin-Rezeptor-Blocker):**

Damit werden die Andockstellen für Angiotensin II an den Blutgefäßen blockiert, sodass es seine schädliche Wirkung nicht entfalten kann.

→ **Betablocker:**

Sie wirken über das vegetative Nervensystem, verlangsamen die Pulsfrequenz und reduzieren die Pumpkraft des Herzens. Es wird weniger Blut in die Aorta gepumpt und so der Druck in den Gefäßen reduziert. Außerdem sind Betablocker Gegenspieler der blutdrucksteigernden Stresshormone Adrenalin und Noradrenalin.

→ **Diuretika:**

Wirken harntreibend und damit blutdrucksenkend.

→ **Kalziumantagonisten:**

Entspannen die Muskulatur der Blutgefäße und erweitern sie auf diese Weise. Damit herrscht weniger Druck in den Gefäßen.

Strategien gegen hohe Blutfette

Blutfette, die bei Diabetikern eine Rolle spielen, sind einerseits das Cholesterin, andererseits die Triglyzeride (Neutralfette).

„Gutes" und „böses" Cholesterin

Beim Cholesterin unterscheidet man zwei Untergruppen: das *gefäßschädigende LDL-Cholesterin* und das *gefäßschützende HDL-Cholesterin.*

Tierische Fette haben einen hohen Anteil an gesättigten Fettsäuren und Cholesterin und steigern so das „schlechte" LDL-Cholesterin, das sich an den Gefäßwänden anlagert, dort Atherosklerose, so genannte Plaques, bildet und das Blutgefäß verengt bzw. verschließt. Ein Herzinfarkt oder Schlaganfall kann die Folge sein. Da zu viel Zucker im Blut diesen Vorgang ebenfalls fördert, potenziert sich die Gefahr bei Diabetikern.

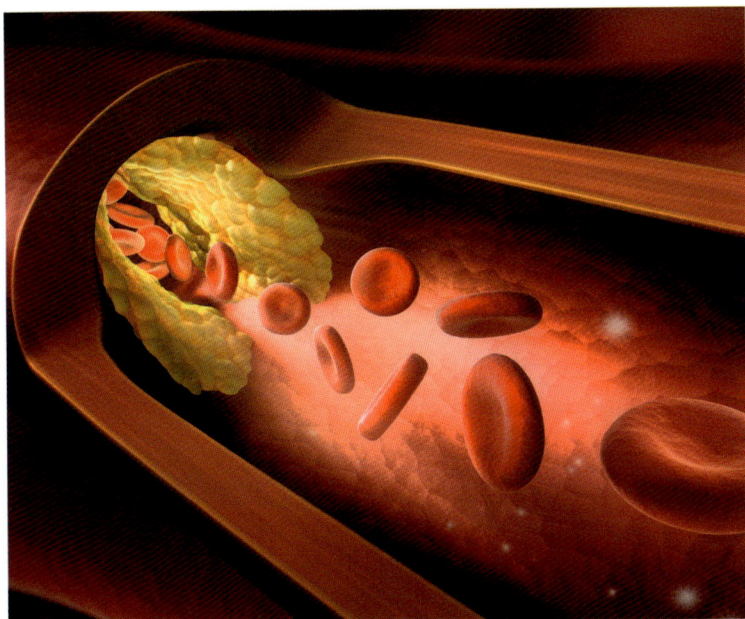

LDL-Cholesterin lagert sich an den Gefäßwänden an und kann die Bildung von Plaques zur Folge haben

Das „gute" HDL-Cholesterin hingegen hat die Fähigkeit, einen Teil des LDL-Cholesterins wieder aus den Blutgefäßen herauszulösen und so der Entwicklung einer Atherosklerose entgegenzuwirken. Das HDL-Cholesterin lässt sich durch Ausdauerbewegung sowie auch durch ungesättigte Fettsäuren aus pflanzlichen Fetten und Fisch steigern.

Für Diabetiker sind daher folgende Zielwerte anzustreben:

→ LDL-Cholesterin unter 70 mg/dl oder über 50% Reduktion nach 3–6 Monaten

→ HDL-Cholesterin über 60 mg/dl

Diese Werte lassen sich einerseits durch entsprechende Ernährung, andererseits durch Medikamente erreichen.

Maßnahmen zur Senkung des LDL-Cholesterins
→ *Ernährung:*
Wie bereits erwähnt, spielt die Ernährung eine wichtige Rolle. Mit einer Nahrung, die arm an gesättigten tierischen Fetten und reich an ungesättigten Fettsäuren ist, kann man bis zu einem gewissen Grad gegensteuern. Damit lässt sich eine Reduktion des LDL-Cholesterins um rund 20% erzielen.
Die meisten Typ-2-Diabetiker können allerdings durch Ernährungsintervention allein ihren LDL-Zielwert nicht erreichen, sondern benötigen zusätzlich Medikamente.

→ **Medikamente:**

Folgende Medikamentengruppen kommen bei erhöhten Blutfettwerten zum Einsatz:

→ *Statine:*

Sie stellen die Basis der medikamentösen LDL-senkenden Therapie dar. Statine hemmen die Cholesterinsynthese in den Zellen und bremsen die Bildung von LDL-Cholesterin in der Leber. Eine Statintherapie kann je nach Substanz und Dosis zu einer LDL-Senkung von 30–60% führen.

Mögliche Nebenwirkungen: Muskelbeschwerden, Muskelkrämpfe, Muskelschmerzen. Die Nebenwirkungen sind oft abhängig von der eingenommenen Dosis. Ist aufgrund der Nebenwirkungen eine Therapie mit Statinen nicht möglich, so ist ein Umstieg auf die Gruppe der Cholesterinresorptionshemmer möglich.

→ *Cholesterinresorptionshemmer:*

Diese Medikamente hemmen die Aufnahme von Cholesterin aus dem Darm und führen zu einer durchschnittlichen LDL-Senkung von 18%. Sie eignen sich entweder für Menschen, die Statine nicht vertragen, oder werden mit Statinen kombiniert, wenn man mit diesen alleine den Zielwert nicht erreichen kann.

Die Rolle der Triglyzeride

Triglyzeride sind so genannte Neutralfette, also natürlich vorkommende Fette. Sie sind aufgebaut aus einem relativ großen Glyzerinmolekül, an dem drei Fettsäuren hängen.

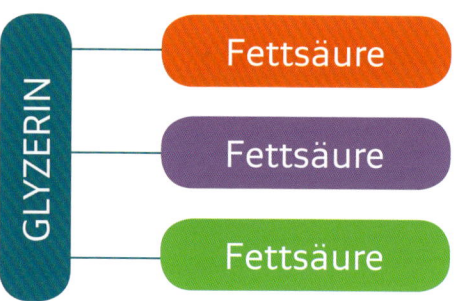

Triglyzeride werden einerseits durch Nahrungsfette aufgenommen, andererseits von der Leber produziert. Sie gelangen in den Blutkreislauf, von wo sie als Energiespeicher zu Organen, Muskeln und Fettgewebe transportiert werden.

Zu erhöhten Werten (über 150 mg/dl) kann es vor allem durch Überernährung, zuckerreiche Nahrung und übermäßigen Alkoholgenuss kommen. Denn Zucker und Alkohol werden in der Leber zu Triglyzeriden umgebaut. Eine Rolle spielt auch die Einnahme bestimmter Medikamente und es können als Begleiterscheinung verschiedener Krankheiten erhöhte Triglyzeridwerte entstehen. Diese stellen bei extrem hohen Werten (über 1.000 mg/dl) ein Risiko für eine Bauchspeicheldrüsenentzündung dar.

Insulin spielt auch beim Fettstoffwechsel eine Rolle

Viele Menschen mit erhöhten Triglyzeriden haben außerdem eine Fettleber. Wie kommt das? – Wird der Leber zu viel Fett zugeführt, so hat sie zwei Möglichkeiten, damit umzugehen:

→ Das Fett wird in der Leber gelagert, es entsteht eine Fettleber.

→ Die Leber versucht, überschüssiges Fett über das Blut wieder loszuwerden – die Triglyzeride im Blut steigen an.

Was bedeutet das für Diabetiker?

Ebenso wie beim Zuckerstoffwechsel spielt das Hormon Insulin beim Fettstoffwechsel eine Rolle. Insulin sorgt dafür, dass Fettsäuren in ihrem Speicherort, dem Fettgewebe, bleiben. Fehlt Insulin oder wirkt es nicht ausreichend, so werden vermehrt Fettsäuren an die Leber geliefert und die Triglyzeridwerte im Blut steigen an.

Erhöhte Triglyzeridwerte können also schon früh auf eine Insulinresistenz bzw. eine sich entwickelnde Zuckerkrankheit hinweisen.

Maßnahmen zur Senkung erhöhter Triglyzeridwerte

→ *Lebensstil:*

Triglyzeride sind besonders gut über den Lebensstil zu beeinflussen. Menschen mit dieser Fettstoffwechselstörung reagieren ausgezeichnet auf die Reduktion von tierischem Fett, Zucker und Alkohol. Auch Gewichtsreduktion und Ausdauertraining haben sich als sehr erfolgreich erwiesen.

Mit Lebensstilmaßnahmen kann eine Reduktion der Werte um mehrere 100 bis manches Mal 1.000 mg/dl erzielt werden.

→ *Medikamente:*

→ Wenn in seltenen Fällen Lebensstilmaßnahmen nicht ausreichen, gibt es die Möglichkeit einer Therapie mit der Substanzklasse der Fibrate. Diese Medikamente senken ganz spezifisch die Triglyzeride.

→ Eher selten kommt die Kombination Fibrate plus Statine zum Einsatz, da es dadurch zu belastenden Muskelproblemen kommen kann.

Zielwerte für Diabetiker:

→ LDL-Cholesterin	< 70 mg/dl oder über 50% Reduktion in 3–6 Monaten
→ HDL-Cholesterin	> 60 mg/dl
→ Triglyzeride	< 150 mg/dl

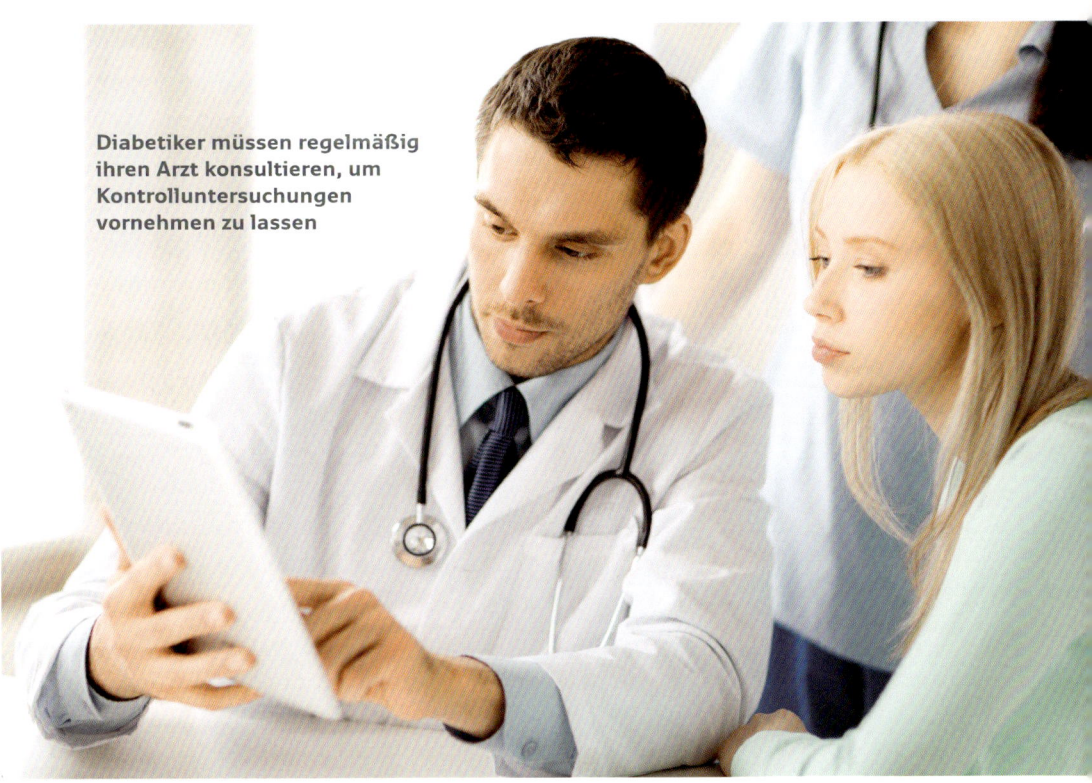

Diabetiker müssen regelmäßig
ihren Arzt konsultieren, um
Kontrolluntersuchungen
vornehmen zu lassen

Wichtige Kontrolluntersuchungen

Nicht nur Lebensstil und Medikamente gehören zur optimalen
Behandlung eines Diabetes, sondern auch regelmäßige ärztliche Kontrolluntersuchungen.

Nach der Diagnose vereinbaren Sie mit Ihrem Arzt, welche
Zielwerte es zu erreichen gilt. Gewisse Parameter können täglich von Ihnen selbst gemessen werden, andere Messungen
erfolgen durch eine Blutuntersuchung in regelmäßigen Abständen beim Arzt. Alle drei Monate sollte dann die Therapie
entsprechend angepasst werden. Einen Überblick über die
Kontrolluntersuchungen finden Sie auf *Seite 124*.

Eine strukturierte Betreuung in dieser Hinsicht bieten Ihnen
Ärzte, die am „Therapie Aktiv"-Programm teilnehmen. Näheres über dieses Programm lesen Sie im nächsten Kapitel.

Ihre Fragen – unsere Antworten

→ *Welcher Arzt ist für die Behandlung meines Diabetes zuständig?*

Grundsätzlich der Hausarzt. Er stellt die Diagnose, legt die Behandlung fest und ist für die regelmäßigen Kontrollen zuständig. Bei speziellen Problemen oder Komplikationen sowie häufig auch zur Einleitung einer Insulintherapie überweist der Hausarzt an ein Diabeteszentrum. Spezifische Untersuchungen im Hinblick auf Folgekrankheiten werden durch den jeweiligen Facharzt (z.B. Augenarzt) vorgenommen.

→ *Brauche ich gleich zu Beginn Medikamente oder kann man damit zuwarten?*

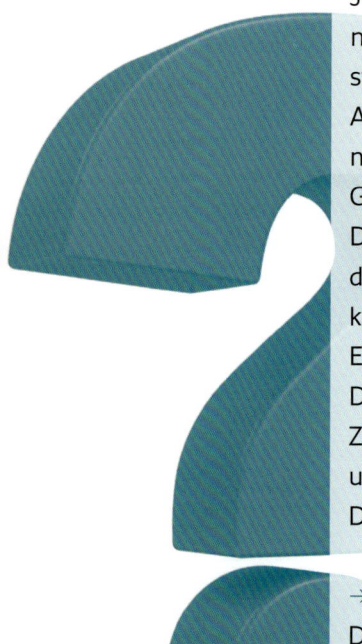

Je früher Sie mit einer Behandlung beginnen, umso besser können Sie Ihre Zuckerkrankheit kontrollieren und umso eher lassen sich Folgekrankheiten verhindern. Allerdings sind im Vor-und Anfangsstadium eines Diabetes meist noch keine Medikamente notwendig. Den ersten Schritt der Behandlung und auch die Grundlage jeder Therapie stellen Lebensstilmaßnahmen dar. Damit können die Blutzuckerwerte meist eine Zeit lang zufriedenstellend reguliert werden. Erst wenn dies nicht mehr gelingt, kommen als nächster Schritt Medikamente gegen Diabetes zum Einsatz – zuerst so genannte orale Antidiabetika zum Schlucken. Das Spritzen von Insulin wird erst dann notwendig, wenn die Zielwerte aufgrund des fortschreitenden Diabetes mit Lebensstil und oralen Diabetesmedikamenten nicht mehr erreicht werden. Das ist meist erst nach langer Krankheitsdauer der Fall.

→ *Was versteht man unter Lebensstilmaßnahmen?*

Die beiden wichtigsten Säulen dieser Behandlung sind Bewegung und Ernährung. Ein optimales Bewegungsprogramm besteht aus insgesamt 150 Minuten Ausdauerbewegung (Wandern, flottes Gehen, Radfahren etc.) pro Woche und zwei bis drei wöchentlichen Einheiten Krafttraining. Das Ernährungsprogramm umfasst den gezielten Abbau von eventuellem Übergewicht sowie eine ballaststoffreiche Mischkost, die jedoch arm an tierischen Fetten und Zucker ist.

→ *Was sind Broteinheiten (BE)?*

Unter einer Broteinheit versteht man eine Maßeinheit, die angibt, in welcher Portion eines Lebensmittels 12 g Kohlenhydrate enthalten sind.

Nur jene Diabetiker müssen ihre Ernährung in Broteinheiten umrechnen, die die Menge des gespritzten Insulins auf die Zufuhr der Kohlenhydrate abstimmen.

→ *Dürfen Diabetiker Alkohol trinken?*

Neben den allgemeinen negativen Auswirkungen auf die Gesundheit kann Alkohol beim Diabetiker zu Unterzuckerung führen, wenn er mit Insulin oder Sulfonylharnstoffen behandelt wird. Daher sollten von diesen Patienten alkoholische Getränke nur in kleinen Mengen genossen werden. Das sind für Frauen 1/8 l Wein oder Sekt pro Tag, für Männer 2/8 l Wein oder Sekt.

→ *Können alle Diabetesmedikamente zu einer schweren Unterzuckerung führen?*

Nein. Die meisten oralen Antidiabetika haben keine Unterzuckerung zur Folge. Diese Nebenwirkung ist lediglich bei der Insulinbehandlung gegeben sowie bei der Therapie mit Sulfonylharnstoffen.

Bei den ersten Symptomen wie Schwitzen, Zittern, Heißhunger oder innerer Unruhe muss man schnell verwertbaren Zucker in Form von Traubenzucker, Orangensaft oder gezuckertem Cola zuführen.

Man versucht daher, die Insulintherapie so zu steuern, dass bei bestmöglichem Effekt keine Unterzuckerungen auftreten. In Diabetesschulungen lernt der Patient auch selbst, was er diesbezüglich beachten muss.

„Therapie Aktiv" – Diabetes im Griff

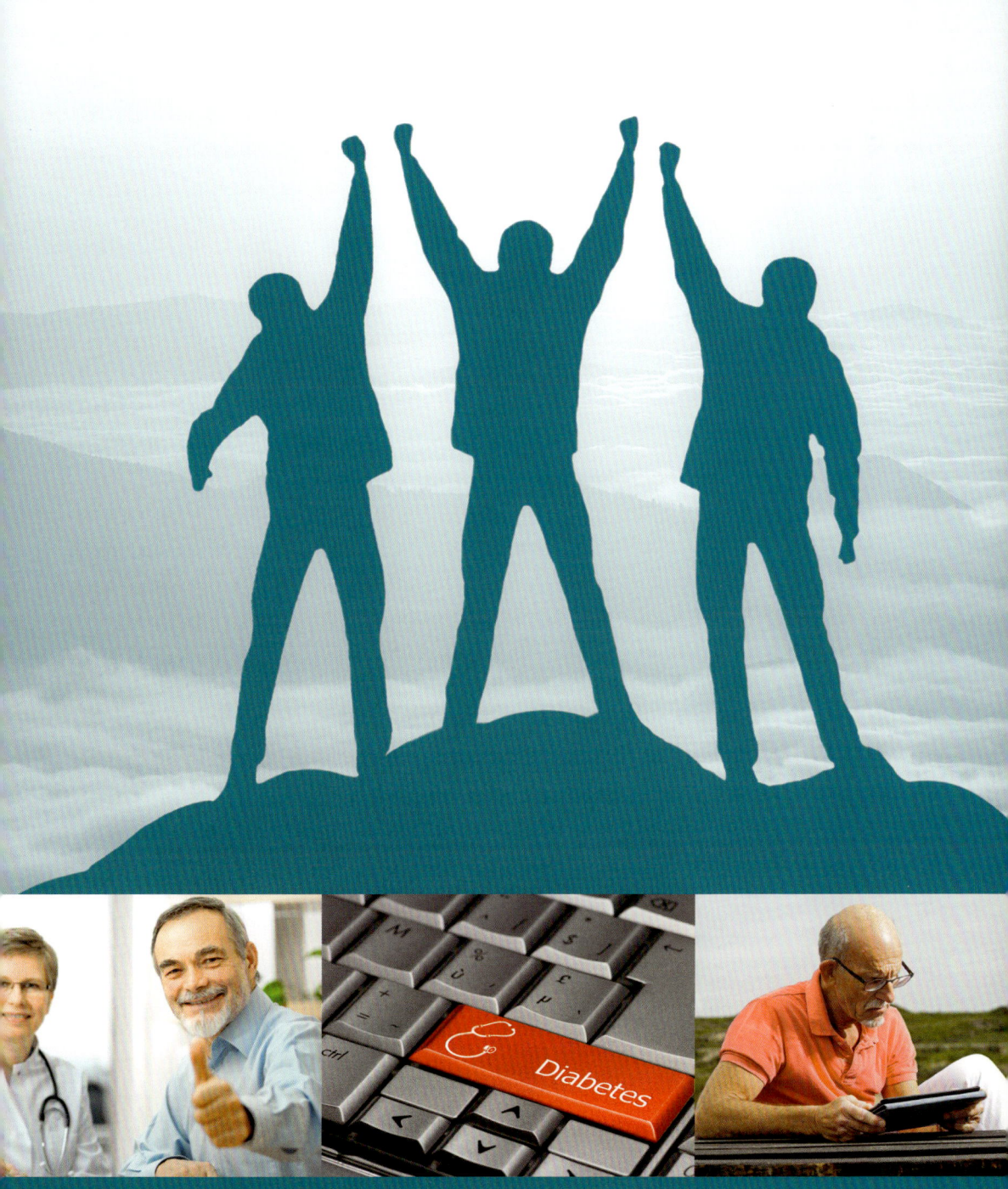

KAPITEL 7

Arzt und Patient als Team

Wenn Sie die Diagnose Diabetes erhalten, sind Sie anfangs vermutlich geschockt, verunsichert und brauchen Unterstützung. Diese Unterstützung bietet Ihnen im Optimalfall Ihr Arzt, der Sie nicht nur umfassend betreut, sondern auch Ihre Eigenverantwortung zum Management der Krankheit stärkt. Eine derartige Betreuung erhöht die Lebensqualität der Patienten und kann Spätfolgen vermeiden bzw. verzögern.

„Therapie Aktiv – Diabetes im Griff" ist ein Programm für ein Krankheitsmanagement („Disease Management"), das Betroffenen eine strukturierte Betreuung durch die teilnehmenden Ärzte anbietet und die Patienten selbst einbindet.

Ziele werden gemeinsam mit dem Arzt vereinbart

Disease-Management-Programm (DMP) – was bedeutet das?

Darunter versteht man das Management einer Krankheit für chronisch kranke Patienten, wie z.B. Patienten mit Diabetes. Ziel ist eine systematische Behandlung mit einer kontinuierlichen und qualitativ hochwertigen Versorgung nach dem neuesten Stand der Wissenschaft. Die Betreuung durch den Arzt erfolgt kontinuierlich über den gesamten Verlauf der Krankheit.

Warum ist eine kontinuierliche Betreuung so wichtig?

Weil Diabetes eine Krankheit ist, die nicht durch eine einwöchige Behandlung geheilt werden kann. Nur durch regelmäßige Arztbesuche ist es möglich, die Behandlungsstrategie an Ihre Bedürfnisse und Symptome genau anzupassen. Denn gerade bei einer Krankheit wie Diabetes können sich die Erfordernisse ja laufend ändern. Der Blutzuckerspiegel kann durch Lebensstilmaßnahmen sinken, was ebenso eine Änderung der Medikation notwendig machen kann wie ein Anstieg des HbA_{1c}.

„Therapie Aktiv" auf einen Blick

→ Zunächst registrieren Sie sich als Patient für die Teilnahme am „Therapie Aktiv"-Programm. Die Teilnahme ist kostenlos und natürlich freiwillig.

→ Unter der Internetadresse *www.therapie-aktiv.at* finden Sie eine Liste aller teilnehmenden Ärzte, bei denen Sie sich zur Behandlung anmelden können. Vielleicht ist ja sogar Ihr Hausarzt dabei!

→ Gemeinsam mit dem Arzt werden dann speziell auf Ihre Situation abgestimmte Therapieziele festgelegt. Diese werden bei den laufenden Untersuchungen mit Ihrem Arzt besprochen, überprüft und bei Bedarf angepasst.
Ein Beispiel: Ihr Ziel könnte sein, 7 Kilogramm abzunehmen, um Ihren Blutzucker zu senken. In der Vereinbarung mit dem Arzt wird dieses Ziel ebenso vermerkt wie das aktuelle Gewicht. Beim nächsten Arztbesuch wird der „Zwischenstand" festgestellt: ob Sie auf dem richtigen Weg sind, wie weit Sie Ihrem Ziel bereits nähergekommen sind und was noch zu tun bleibt. Nach einem wiederum vereinbarten Zeitraum wird die Zielerreichung gemeinsam überprüft. Und natürlich wird auch anhand der aktuellen Blutzuckermessung ermittelt, wie positiv sich die Gewichtsabnahme auf Ihre Krankheit ausgewirkt hat. Sowohl Zielvereinbarung als auch Zwischenstand und Zielerreichung können im Diabetes-Pass schriftlich festgehalten werden.

→ Sie werden laufend zu den ärztlichen Kontrollen bestellt und können Ihre Werte in regelmäßigen Abständen mit Ihrem „Therapie Aktiv"-Arzt besprechen. Die festen Termine helfen Ihnen, Ihre Krankheit bewusst ernst zu nehmen und nicht aus den Augen zu verlieren.

→ Je nach Ergebnis der Kontrolluntersuchungen kann Ihre Behandlung rasch und individuell an Ihre Erfordernisse angepasst und entsprechend verändert werden.

→ Im Rahmen des Programms haben Sie auch die Möglichkeit, an einer Patientenschulung teilzunehmen. Hier erfahren Sie Wichtiges über Ihre Krankheit und die notwendige Behandlung. Je besser Sie informiert sind, umso größer ist Ihre Motivation, aktiv an der Behandlung mitzuarbeiten. Denn „Therapie Aktiv" ist kein Programm ausschließlich für Ärzte, sondern es richtet sich an das Team Arzt-Patient!

→ Wie Sie selbst mitwirken können? Durch die Umsetzung der im Kapitel „Vorbeugung" und „Behandlung" thematisierten Lebensstilmaßnahmen sowie durch regelmäßige Selbstkontrollen und die konsequente Anwendung der verordneten Medikamente.

Optimal betreut durch den „Therapie Aktiv"-Arzt

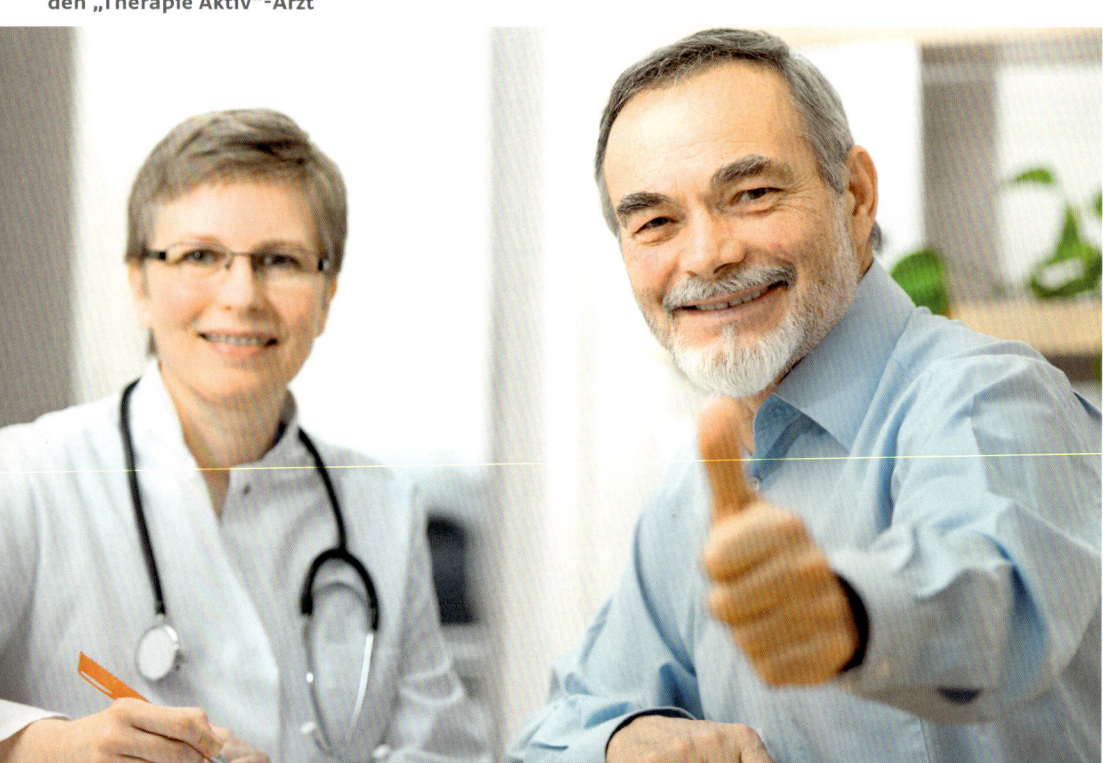

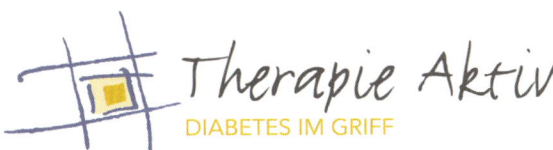

Die Vorteile für Sie als Patient

→ Individuelle, regelmäßige ärztliche Betreuung

→ Laufende Kontrollen inklusive HbA_{1c}-Bestimmung

→ Patientenschulung

→ Jährliche Fuß-und Augenuntersuchungen

→ Informationsmaterial: Broschüren, Patientenhandbuch, DVD, aktuelle Informationen per E-Mail oder Post

→ Untersuchungen haben gezeigt, dass Teilnehmer am „Therapie Aktiv"-Programm ...

   → bessere Blutwerte aufweisen und seltener ins Spital müssen;

   → sich umfassender betreut fühlen;

   → einen höheren Informationsstand bezüglich Krankheit und Behandlung aufweisen;

   → stärker motiviert sind, ihren Lebensstil zu ändern und damit aktiv zum Behandlungserfolg beizutragen: 81% ernähren sich gesünder, ca. 64% machen mehr Bewegung, ca. 23% rauchen weniger;

   → eine niedrigere Sterblichkeitsrate mit weniger Folgekrankheiten, wie z.B. Schlaganfall, aufweisen.

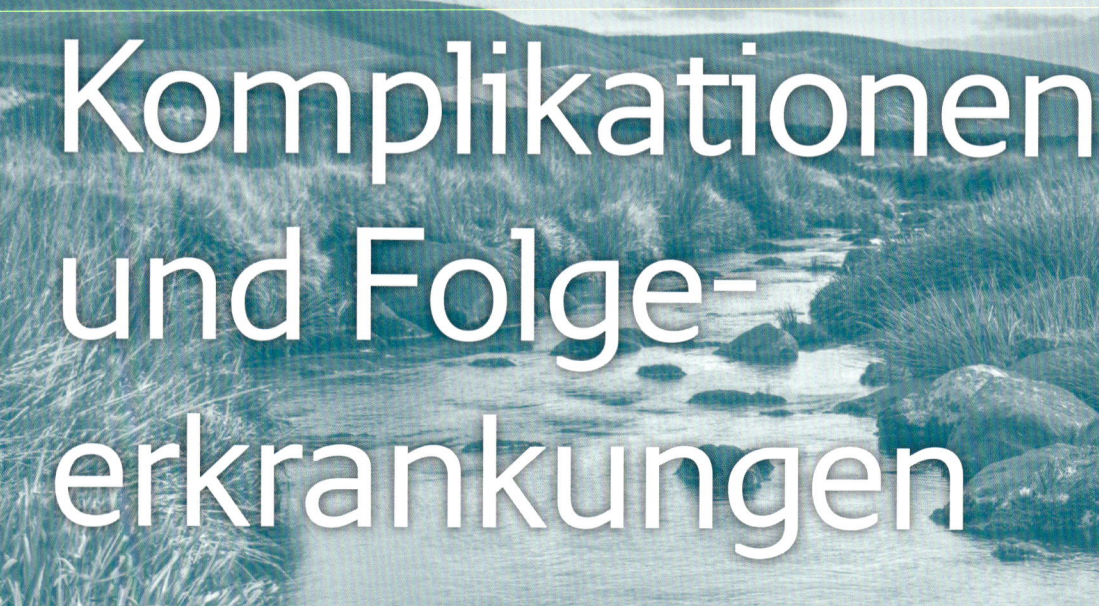

Komplikationen und Folge-erkrankungen

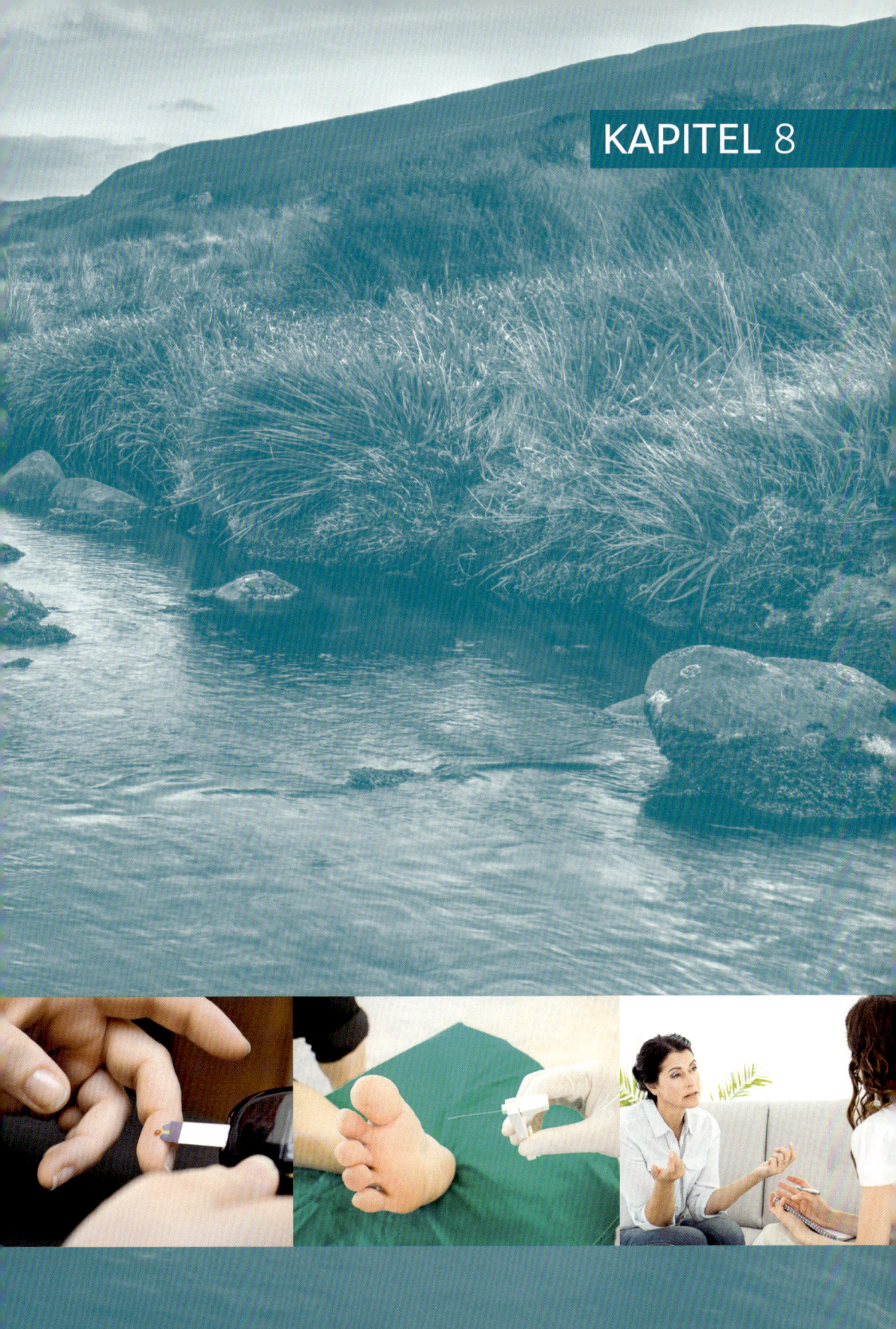

KAPITEL 8

Nach Jahren wird die Rechnung präsentiert ...

Die Flugreise

Flugreisen machen mich immer nervös: Flugangst, Reisefieber, außerdem wird mir beim Starten und Landen meistens ein wenig übel. Besondere Angst hatte ich aber vor unserem letzten Flug. Zwar hatte ich mich auf den Badeurlaub in Thailand sehr gefreut, aber zu den üblichen „Verdächtigen" kam diesmal ein weiterer Stolperstein, der mir vermutlich das Fliegen verleiden würde: Als langjährige Diabetikerin muss ich inzwischen Insulin spritzen. Würde ich nun mit dem ganzen Zubehör – Nadeln, Insulin, Pens etc. – bei der Sicherheitskontrolle Schwierigkeiten haben?

Mein Arzt hat mir zwar eine Bestätigung ausgestellt, die mich als Diabetikerin ausweist und mir erlaubt, alles, was zu meiner Insulinbehandlung gehört, ins Flugzeug mitzunehmen. Trotzdem bin ich dann am Flughafen extrem nervös auf die Sicherheitskontrolle zugegangen. Der Beamte dort hat meine Nervosität natürlich bemerkt und wohl vermutet, dass ich Drogen oder sonst etwas Verbotenes dabei hätte. Er forderte mich unfreundlich und streng auf, den gesamten Inhalt meines Bordkoffers vor ihm auszuleeren. Penibel inspizierte er jeden Gegenstand. Als er schließlich zu meinen Diabetesutensilien kam, entspannte sich sein Gesichtsausdruck plötzlich, er lächelte verständnisvoll und zeigte mir seine eigene Insulinpumpe ...

Christine, 56

Die Gefahr liegt in der Zukunft ...

Zucker und die Folgen

Was ist eigentlich so gefährlich an der Zuckerkrankheit? Menschen, die mit Diabetes nie etwas zu tun hatten, verbinden die Gefahr durch diese Krankheit in erster Linie mit den Stoffwechselentgleisungen, die mit Unterzuckerung oder massiven Blutzuckererhöhungen einhergehen. Zum Teil natürlich zu Recht, da schwere akute Blutzuckerentgleisungen zum Tod führen können.

Doch die häufigsten Gefahren lauern Jahre später: Krankheiten infolge von Schäden an den Blutgefäßen und am Nervensystem durch eine jahrelange schlechte Blutzuckerkontrolle. Sie entstehen meist in Verbindung mit anderen Risikofaktoren wie Bluthochdruck oder Fettstoffwechselstörungen. Diese Folgeschäden sind auf **Erkrankungen der kleinen Blutgefäße (mikrovaskuläre Erkrankungen)** und **Schädigungen der großen Blutgefäße (makrovaskuläre Erkrankungen)** zurückzuführen. Sie reichen von Augenerkrankungen bis Schlaganfall, Herzinfarkt und Fußamputationen.

Für alle Folgeschäden gilt: Je länger die Krankheit dauert und je schlechter der Diabetes eingestellt ist, umso größer ist das Risiko.

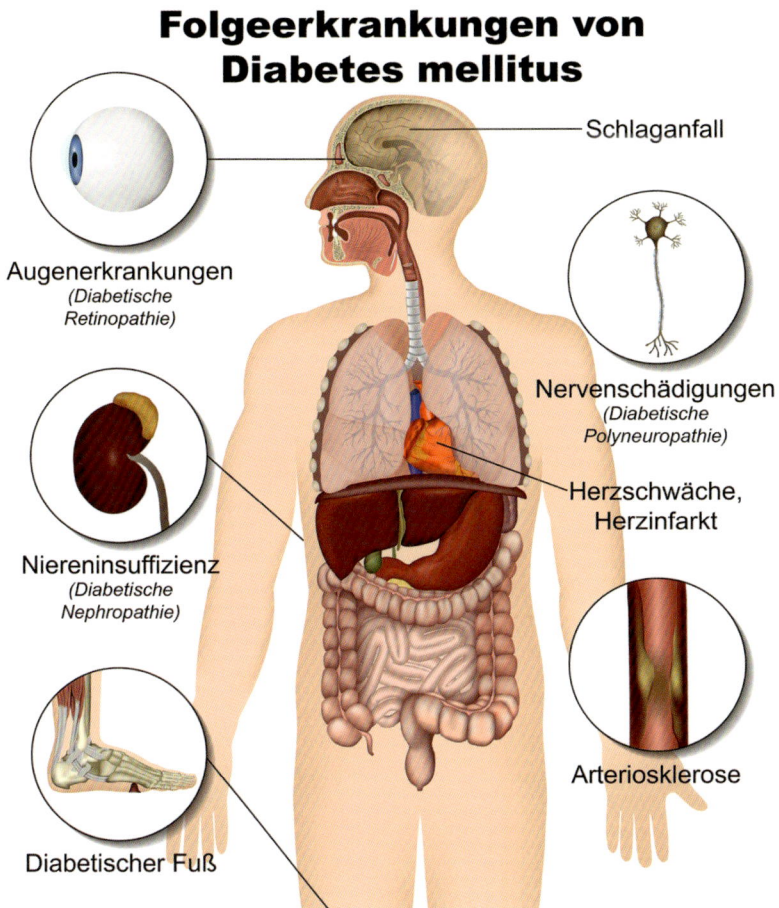

Folgeerkrankungen von Diabetes mellitus

Schlaganfall

Augenerkrankungen
(Diabetische Retinopathie)

Nervenschädigungen
(Diabetische Polyneuropathie)

Niereninsuffizienz
(Diabetische Nephropathie)

Herzschwäche, Herzinfarkt

Arteriosklerose

Diabetischer Fuß

Das bedeutet aber auch: Folgeerkrankungen treten nicht zwangsläufig bei jedem Diabetiker auf. Es gibt eine individuelle, vererbte Widerstandsfähigkeit gegenüber solchen Schäden. Diese genetische Voraussetzung zählt ebenso wie die Dauer der Erkrankung zu den nicht beeinflussbaren Risikofaktoren. Diesen steht jedoch eine Reihe anderer Risikofaktoren gegenüber, die gut beeinflusst werden können. Damit kann die Gefahr für Folgeschäden deutlich reduziert werden.

So lässt sich das Risiko für Folgeschäden minimieren:

→ gute Blutzuckereinstellung

→ gute Blutdruckeinstellung

→ Blutfette im Zielbereich

→ Schulung des Patienten

→ regelmäßige ärztliche Betreuung

→ konsequente Anwendung der Medikamente

→ Mitarbeit des Patienten durch Umsetzung der empfohlenen
   Lebensstilmaßnahmen

**Wichtig! Regelmäßige
Kontrolle des
Blutzuckers**

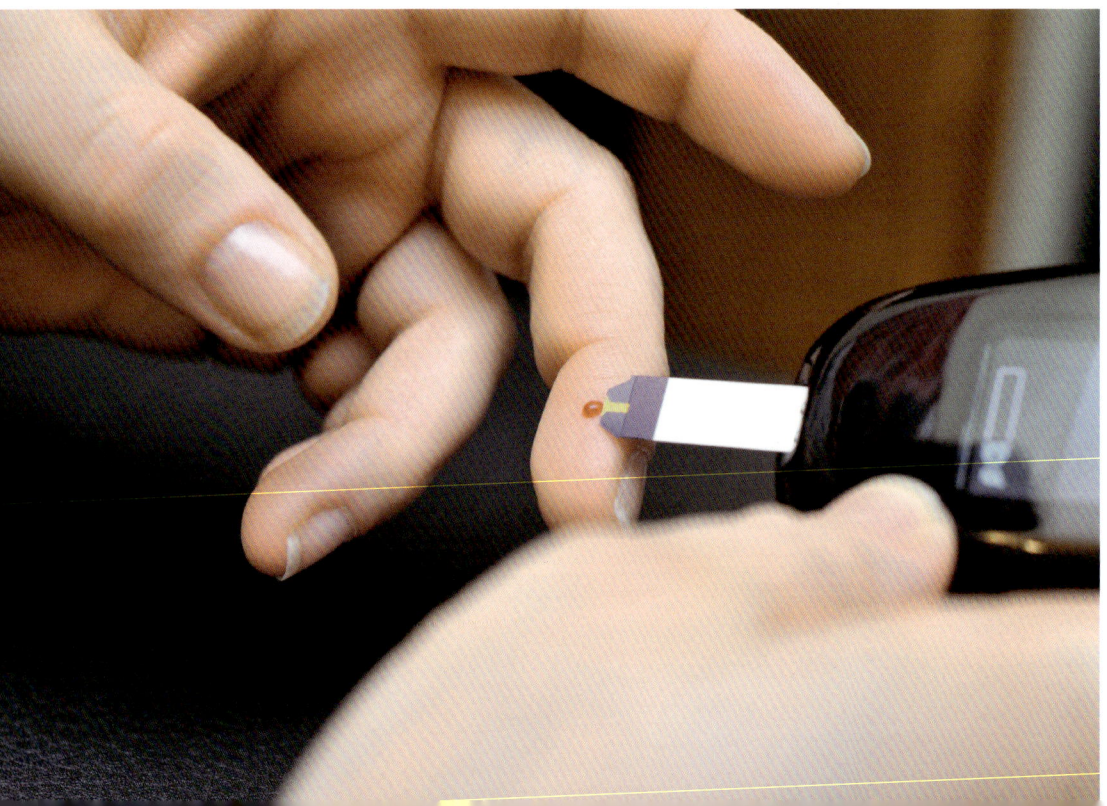

Erkrankungen der kleinen Blutgefäße (mikrovaskuläre Erkrankungen)

Kleine Blutgefäße befinden sich überall im Körper. Durch hohen Blutzucker werden sie aber nur an drei Organen geschädigt:
→ im Auge
→ in den Nieren
→ im Nervensystem

Diese mikrovaskulären Erkrankungen sind übrigens ausschließlich Diabetikern vorbehalten. Ein Nicht-Diabetiker ist davon niemals betroffen. Der wichtigste Risikofaktor für Schäden an kleinen Blutgefäßen ist daher erhöhter Blutzucker bzw. erhöhtes HbA_{1c}.
Bei mikrovaskulären Erkrankungen an Augen und Nieren kommt auch Bluthochdruck als zusätzlicher Risikofaktor hinzu.

Augenerkrankungen als Folge eines Diabetes

→ Wie kommt es dazu?

Jahrelang erhöhter Blutzucker führt zum Verschluss kleiner Blutgefäße und damit zu einer Unterversorgung der Netzhaut mit Sauerstoff. Dies wird durch Bluthochdruck noch zusätzlich gefördert. Als Reaktion darauf versucht das Auge, diese Unterversorgung durch die Neubildung von Blutgefäßen auszugleichen.

Das Fatale daran: Die neuen Blutgefäße wachsen nicht dort, wo sie gebraucht werden, sondern willkürlich in alle Richtungen. Zudem sind sie sehr fragil und werden leicht undicht.

In der Folge können drei Dinge passieren:
1. Blutungen in Netzhaut und Glaskörper
2. Netzhautabhebungen
3. Ödeme (Flüssigkeitsansammlungen) an der Makula, dem Ort des schärfsten Sehens

Die Folge ist ein zunehmender Verlust der Sehfähigkeit und im schlimmsten Fall schließlich Erblindung.

Wussten Sie, dass Diabetes in Industrieländern der häufigste Grund für Erblindung ist?

→ Was spürt man?

Am Anfang nichts. Selbst beginnende Sehstörungen werden zu Beginn oft nicht wahrgenommen, weil sie allmählich auftreten und man sich daran gewöhnt. Deshalb ist es von größter Bedeutung, dass jeder Diabetiker einmal im Jahr beim Augenarzt eine Untersuchung des Augenhintergrunds vornehmen lässt.

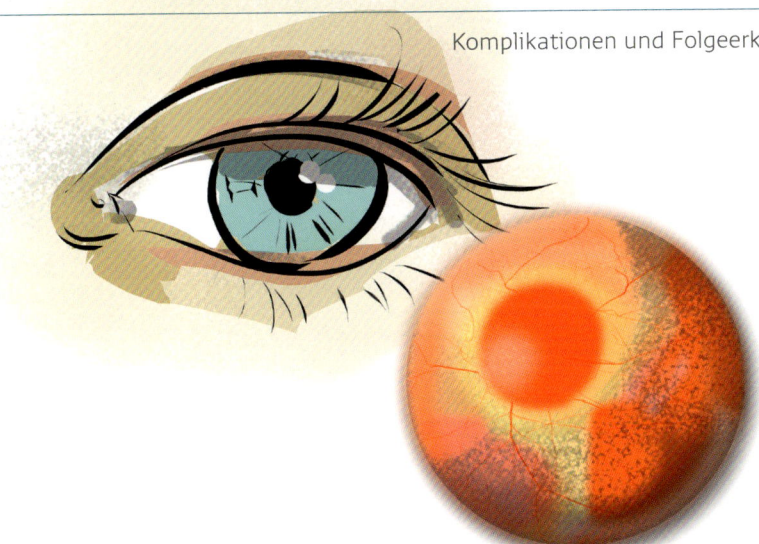

→ **Was kann man tun?**

Vorbeugend ist eine gute Blutzucker- und Blutdruckeinstellung wichtig. Wenn bereits Schäden vorhanden sind, gibt es
die Möglichkeit der Lasertherapie sowie einer Injektionstherapie in das Auge. Dabei werden wachstumshemmende Substanzen gespritzt, die die Bildung neuer Blutgefäße und die
Ödembildung reduzieren.

→ **Wie häufig treten diabetesbedingte Augenerkrankungen auf?**

→ Rund 20% der Patienten haben bei Diagnosestellung bereits Veränderungen an der Netzhaut. Denn im Durch-
schnitt wird ein Diabetes erst geschätzte fünf Jahre nach
Beginn der Krankheit entdeckt, sodass der Zucker schon
jahrelang die Gefäße schädigen konnte.

→ Nach 20 Jahren Krankheitsdauer haben sich bei 90% der
Patienten Netzhautveränderungen manifestiert.

→ Makulaveränderungen finden sich in den ersten fünf
Krankheitsjahren bei 3% der Patienten, nach 20 Jahren
bei 30%.

**Wer regelmäßig seinen Blutzucker messen lässt,
kann die Krankheit früh entdecken und mit entsprechender Behandlung Folgeschäden wie eine Erblindung vermeiden!**

Diabetische Niereninsuffizienz macht sich erst in einem Spätstadium bemerkbar

Nierenerkrankungen als Folge eines Diabetes

→ Wie kommt es dazu?

Verantwortlich für eine Schädigung der Nieren ist in erster Linie der erhöhte Blutzucker. Gefördert wird dies durch Bluthochdruck und eine lange Dauer der Zuckerkrankheit.
Folgendes passiert in der Niere:

- → Der hohe Zucker im Blut bewirkt eine Verödung der so genannten Glomerula. Darunter versteht man winzige Knäuel aus kleinsten Blutgefäßen, in denen das Blut gefiltert und entgiftet wird und die für die Bildung von Harn verantwortlich sind.
- → Gleichzeitig kommt es durch den Bluthochdruck zu einer krankhaften Veränderung und Zerstörung von kleinen Arterien in der Niere.
- → Beide Faktoren zusammen schädigen das Organ. Die Nierenfunktion verschlechtert sich, die Entgiftung funktioniert nicht mehr so, wie sie sollte, und die Konzentration an Giftstoffen im Körper steigt an. Im fortgeschrittenen Stadium kommt es zu Nierenversagen (Niereninsuffizienz).

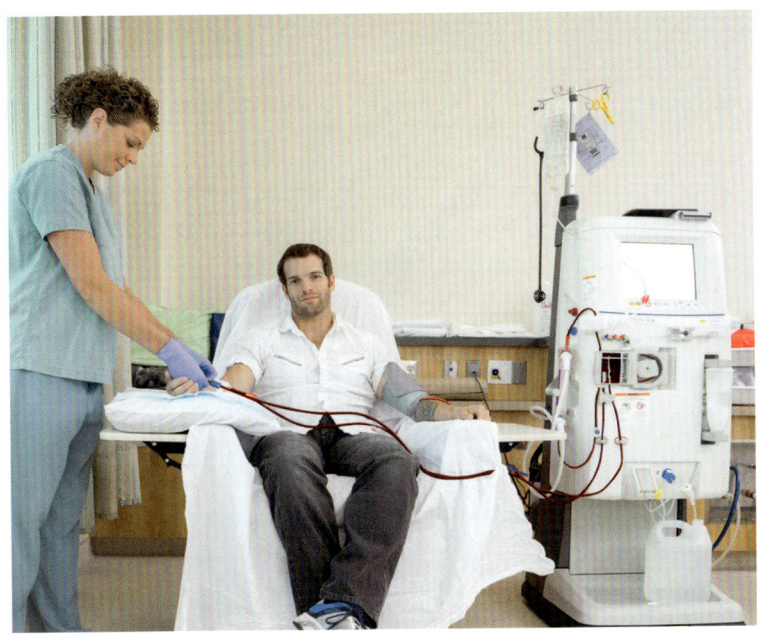

**Bei Nierenversagen ist
eine regelmäßige Dialyse
notwendig**

→ Was spürt man?

Leider nichts. Sobald sich Krankheitszeichen bemerkbar machen,
ist die Niereninsuffizienz schon extrem weit fortgeschritten.

Die Niereninsuffizienz entwickelt sich über fünf Stufen. Die ersten Symptome treten erst im Stadium 4–5 auf. In diesem Stadium geht der Betroffene bereits auf eine Dialyse zu, das heißt, die
Nierenfunktion muss durch eine Maschine ersetzt werden. Mehrmals pro Woche ist eine Blutwäsche (Dialyse) erforderlich.

Allerdings: Bereits in Stadium 1 zeigt sich eine erhöhte Eiweißausscheidung im Harn (Mikroalbuminurie). Daher ist es wichtig, mindestens einmal im Jahr den Harn auf diese Eiweißausscheidung untersuchen zu lassen, um den Beginn einer
Niereninsuffizienz möglichst früh zu erkennen. Denn schon in
den Stadien 3 und 4 steigt zusätzlich das Risiko für Herzinfarkt
oder Schlaganfall als Begleiterscheinung deutlich an.

→ Was kann man tun?

Vorbeugend ist eine möglichst gute Einstellung von Blutdruck und Blutzucker von grundsätzlicher Bedeutung. Eines der verordneten Blutdruckmedikamente (betroffene Patienten brauchen meist mehrere) sollte unbedingt ein ACE-Hemmer oder ein Angiotensin-Rezeptor-Blocker sein. Beide haben sich als erfolgreicher Schutz der kleinen Gefäße in den Nieren erwiesen.

Die Vorbeugung ist in diesem Fall auch gleichzeitig Therapie. Denn in den weiteren Stadien bis zum Eintreten der terminalen Niereninsuffizienz ist keine zusätzliche Therapie möglich.

Sinnvoll ist eine Normalisierung der Eiweißzufuhr. Übermäßiger Konsum wird nicht empfohlen.

→ Wie häufig treten diabetesbedingte Nierenerkrankungen auf?

→ Bei neu diagnostizierten Patienten liegt die Mikroalbuminurie-Rate innerhalb des ersten Jahres bei 2%.

→ Nach zehn Jahren Krankheitsdauer ist diese erhöhte Eiweißausscheidung, die auf eine beginnende Nierenschädigung hindeutet, bei 20% der Diabetiker nachweisbar.

Nervenschädigung (Neuropathie) als Folge eines Diabetes

→ Wie kommt es dazu?

Auch unser Nervensystem wird von kleinsten Blutgefäßen (Kapillaren) versorgt, die durch Zucker verändert werden können. Einerseits verklumpen (thrombosieren) diese Kapillaren und verschließen sich. Andererseits schädigt erhöhter Blutzucker auch die Nerven selbst.

Bluthochdruck spielt für die Neuropathie keine Rolle, doch kann die Entstehung der Krankheit durch andere Faktoren, wie vor allem übermäßigen Alkoholkonsum, begünstigt werden. Der wichtigste Risikofaktor ist aber der hohe Blutzucker.

Es können sowohl die peripheren, also sensiblen Nerven, die für Empfindungen und Muskelversorgung verantwortlich sind, betroffen sein als auch das vegetative (autonome) Nervensystem, das sich nicht bewusst steuern lässt.

→ Wie häufig treten diabetische Neuropathien auf?

Eine diabetische Neuropathie gehört zu den häufigsten Folgeschäden der Zuckerkrankheit. Man geht davon aus, dass etwa jeder dritte Patient darunter leidet.

→ Was spürt man?

In sehr vielen Fällen leider nichts mehr – Patienten verlieren häufig die Wahrnehmungsfähigkeit. Eine periphere Neuropathie führt zu Störungen des Schmerz-, Berührungs- und/oder Temperaturempfindens. Paradoxerweise erklären dann viele Patienten auf die Frage, wie es ihren Füßen gehe: „Meinen Füßen geht es gut. Ich spüre gar nichts."

Neuropathie ist der wichtigste Risikofaktor für das diabetische Fußsyndrom

Mögliche Symptome sind Brennen und Kribbeln der Füße vor allem in der Nacht. Manchmal leiden die Patienten auch unter „Restless Legs", nächtlichen Beinkrämpfen oder Schmerzen. Die Missempfindungen beginnen meist in den Zehen und breiten sich später langsam nach oben aus.

Eine diabetische Neuropathie ist auch der wichtigste Risikofaktor für das diabetische Fußsyndrom (siehe *Seite 220*).

Bei einer autonomen Neuropathie kann es beispielsweise zu Herzrasen, Durchfällen oder Verstopfung, aber auch zu Blasenentleerungsstörungen kommen.

→ Was kann man tun?

→ Vorbeugend ist eine möglichst gute Blutzuckereinstellung wichtig.

→ Darüber hinaus sollten die Füße vom Patienten selbst täglich kontrolliert werden. Denn im Rahmen der Neuropathie verändert sich oft auch die Haut an den Füßen. Aufgrund der durch die Neuropathie verminderten Schweißbildung wird sie rissig und extrem trocken, was leicht zu Verletzungen und in der Folge zu einem diabetischen Fuß führen kann.

→ Einmal im Jahr sollte bei jedem Diabetiker die Nerven-funktion der Füße untersucht werden. Es handelt sich da-bei um einfache Tests, die das Empfinden überprüfen. Die Untersuchung führt der Hausarzt durch.

→ Wichtig: Diabetiker mit einer Neuropathie sollten niemals barfuß gehen. Da sie nichts spüren, können sie sich leicht verletzen!

→ Zur Behandlung einer symptomatischen Neuropathie kann Thioctacidsäure zur Symptomverbesserung einge-setzt werden. Diese wirkt direkt im Nervenstoffwechsel, die Anwendung erfolgt mittels Infusion. Weiters kommt natürlich bei Schmerzen eine klassische Schmerztherapie zum Einsatz.

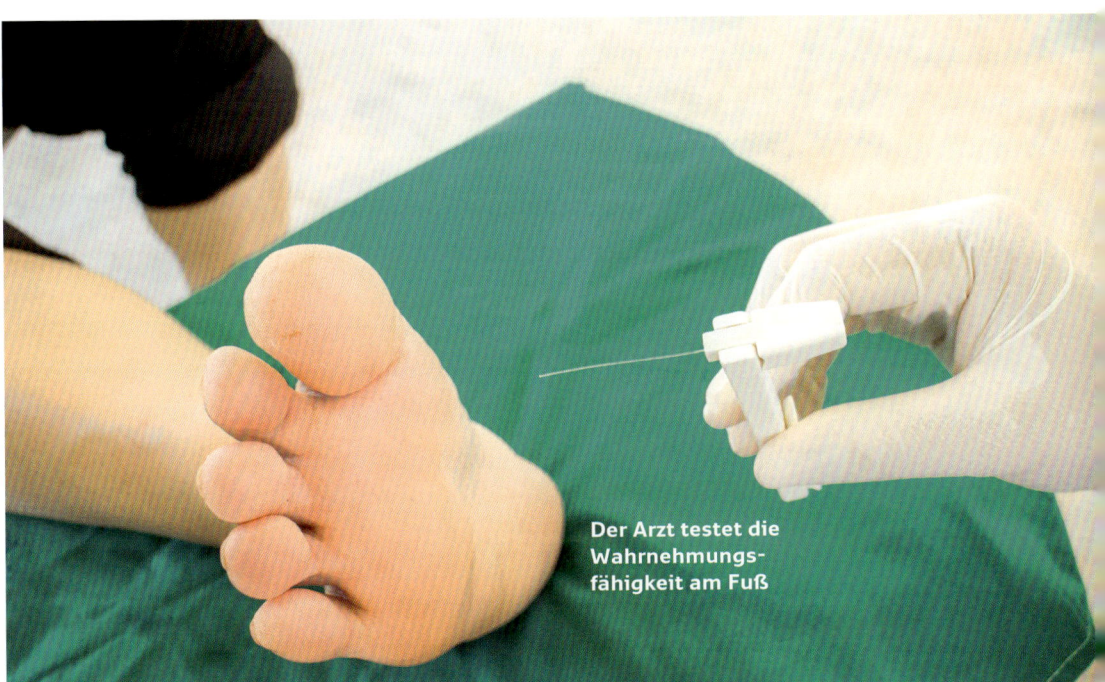

Der Arzt testet die Wahrnehmungs-fähigkeit am Fuß

Diabetes ist ein Risikofaktor für Atherosklerose

Erkrankungen der großen Blutgefäße (makrovaskuläre Erkrankungen)

Makrovaskuläre Erkrankungen wie Herzinfarkt, Schlaganfall oder periphere arterielle Verschlusskrankheit (PAVK) basieren auf atherosklerotischen Veränderungen („Verkalkung") in den Blutgefäßen. Für diese Folgeschäden des Diabetes sind alle klassischen Atherosklerose-Risikofaktoren von Bedeutung. Dazu gehören Blutzucker, Bluthochdruck, erhöhte Blutfette, Rauchen und Bewegungsmangel. Diabetiker haben ein zwei- bis vierfach höheres Risiko, einen Herzinfarkt oder Schlaganfall zu erleiden, als Nicht-Diabetiker. Denn Zuckerkrankheit fördert die Entstehung von Atherosklerose. Aufgrund überhöhter Konzentrationen von Blutzucker und Blutfetten treten Ablagerungen und Gefäßverschlüsse bei Diabetikern öfter und früher auf.

Koronare Herzerkrankungen als Folge eines Diabetes

→ Wie kommt es dazu?

An den Wänden der Arterien, die das Herz mit Blut und Sauerstoff versorgen, lagern sich LDL-Cholesterin und kalkhaltiges
Material an (Atherosklerose), was zur Gefäßverengung führt.
Es bilden sich so genannte Plaques an und in der Gefäßwand.
Die Folge: Das Blut fließt nicht mehr ungehindert durch und es
kann bei Belastung zu einer Unterversorgung des Herzens
kommen. Dies äußert sich normalerweise in einem Druck-
schmerz hinter dem Brustbein und durch Atemnot. Man spricht
dann von Angina Pectoris.

Wenn eine dieser Plaques instabil wird und aufbricht, verklumpen die Blutplättchen zu einem Pfropfen (Thrombus), um die
„Verletzung" zu reparieren. So ein Thrombus kann die Arterie
verschließen – die Folge ist ein Herzinfarkt.

→ Was spürt man?

Klassisch sind der belastungsabhängige Schmerz und Druck in
der Mitte der Brust hinter dem Brustbein, der auf eine Angina
Pectoris hinweist. Es ist auch möglich, dass bei Diabetespatienten eine Nervenschädigung im Herzen den Schmerz verhindert und keinerlei Warnzeichen auftreten.

Die Anzeichen für einen Herzinfarkt können Schmerzen in der
Brust mit Ausstrahlung in den linken Arm und/oder die linke
Schulter sein sowie Übelkeit, kalter Schweiß und Vernich-
tungsangst.

→ Was kann man tun?

Vorbeugend gilt es, möglichst alle Risikofaktoren für Herz-
Kreislauf-Erkrankungen durch entsprechende Behandlung zu
minimieren. Besonders wichtig ist, das LDL-Cholesterin auf einen Wert unter 70 zu senken.

Diabetiker erleiden wesentlich öfter einen
Schlaganfall als Nicht-Diabetiker

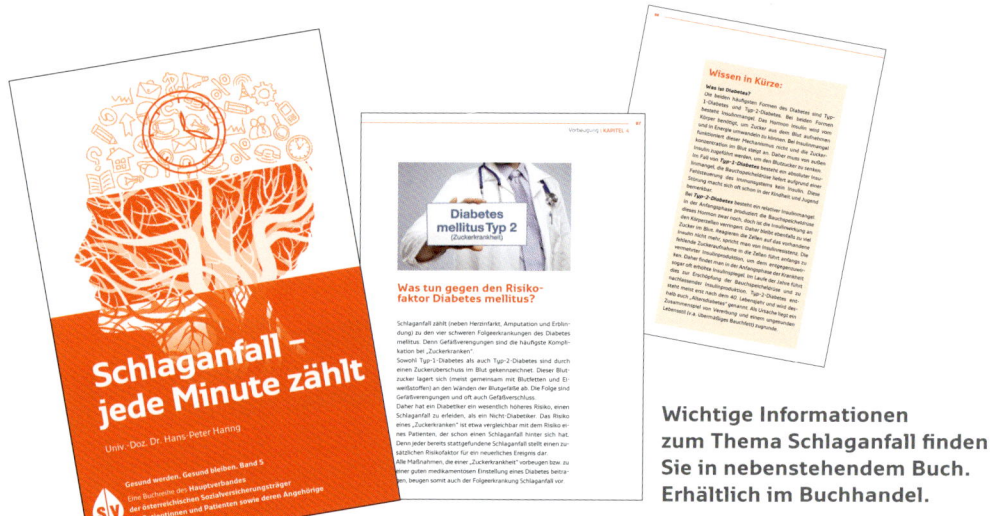

**Wichtige Informationen
zum Thema Schlaganfall finden
Sie in nebenstehendem Buch.
Erhältlich im Buchhandel.**

Schlaganfall als Folge eines Diabetes

→ Wie kommt es dazu?

Bei einem ischämischen Schlaganfall mit Verschluss einer Ge-
hirnarterie kommt es zu einer Minderversorgung eines Gehirn-
bereichs. Die Grundlage für einen Gefäßverschluss ist wie beim
Herzinfarkt die Atherosklerose mit ihren Risikofaktoren hohe
Blutfettwerte, Rauchen und Bewegungsmangel, jedoch spielt
hier vor allem Bluthochdruck eine zentrale Rolle. Ein zusätzlicher Risikofaktor ist Vorhofflimmern, eine gefährliche Herz-
rhythmusstörung, die zu einem Blutstau und zur Bildung von
Blutgerinnseln führt.

Diabetes erhöht das Schlaganfallrisiko aus mehreren Gründen:
> → Diabetes fördert die Atherosklerose.
> → Blutzucker schädigt die Gefäße.
> → Zuckerkranke leiden öfter unter dem Risikofaktor Vorhof-
>   flimmern.

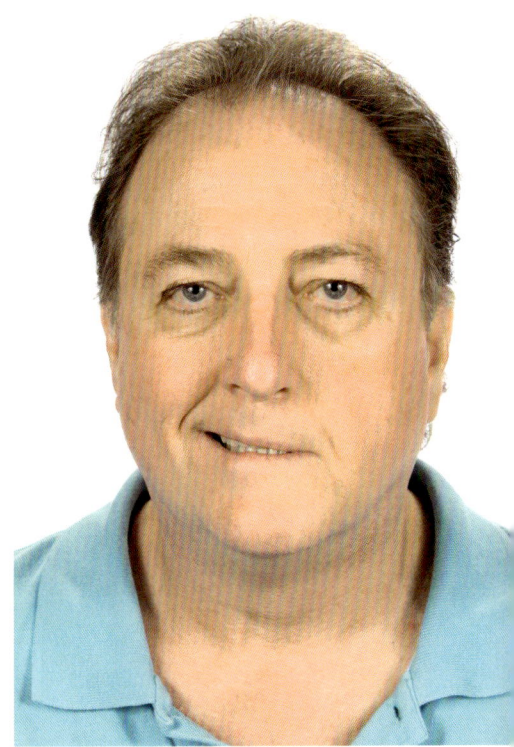

→ Was spürt man?

Im Vorfeld spürt man außer Vorhofflimmern und gelegentlichen Durchblutungsstörungen leider nicht sehr viel. Obwohl ein Schlaganfall sich aufgrund der Risikofaktoren über längere Zeit entwickelt, scheint er letztlich doch ganz plötzlich aufzutreten. Der Schlaganfall selbst zeigt sich durch Sprachstörungen (wenn das Sprachzentrum betroffen ist), durch einseitige motorische Symptome (Schwäche bis hin zur Lähmung einer Körperseite), herabgesetzte Wahrnehmung einer Körperhälfte, Sehstörungen und/oder Gleichgewichts- bzw. Koordinationsstörungen.

Schlaganfall mit halbseitiger Lähmung ist eine häufige Folge einer Kombination aus Diabetes, Bluthochdruck und Vorhofflimmern

→ Was kann man tun?

Die Risikofaktoren möglichst ausschalten. Das bedeutet vor allem, den Blutdruck zu senken, Vorhofflimmern zu behandeln, eine gute Blutzuckereinstellung, Rauchstopp sowie generell eine gesunde Lebensweise mit entsprechender Ernährung und regelmäßiger Bewegung.

PAVK („Schaufensterkrankheit") als Folge eines Diabetes

→ Wie kommt es dazu?

Durch Rauchen und andere Risikofaktoren für Atherosklerose kommt es zur Entstehung von Plaques in den Blutgefäßen der Beine. Das betrifft sowohl die großen Arterien im Beckenbereich als auch kleine Gefäße in Unterschenkel und Vorfuß. Begünstigt wird diese Entwicklung durch den Zucker im But. Daher sind Diabetiker zwei- bis fünfmal häufiger von der peripheren arteriellen Verschlusskrankheit (PAVK) betroffen als Nicht-Diabetiker. Während bei Rauchern hauptsächlich die großen Gefäße betroffen sind, sind beim Diabetiker meist die kleineren Gefäße im Unterschenkel verändert.

→ Was spürt man?

Betroffene spüren beim Gehen Schmerzen in den Waden, die sie nach wenigen Metern zum Stehenbleiben zwingen. Daher heißt die PAVK im Volksmund auch „Schaufensterkrankheit" – die Patienten pausieren vor einem Schaufenster, bevor sie wieder weitergehen können.

Wenn das Schmerzempfinden durch eine Neuropathie herabgesetzt ist, fühlen die Patienten den Schmerz jedoch nicht und bemerken daher oft lange Zeit nicht, dass die Beingefäße verengt sind.

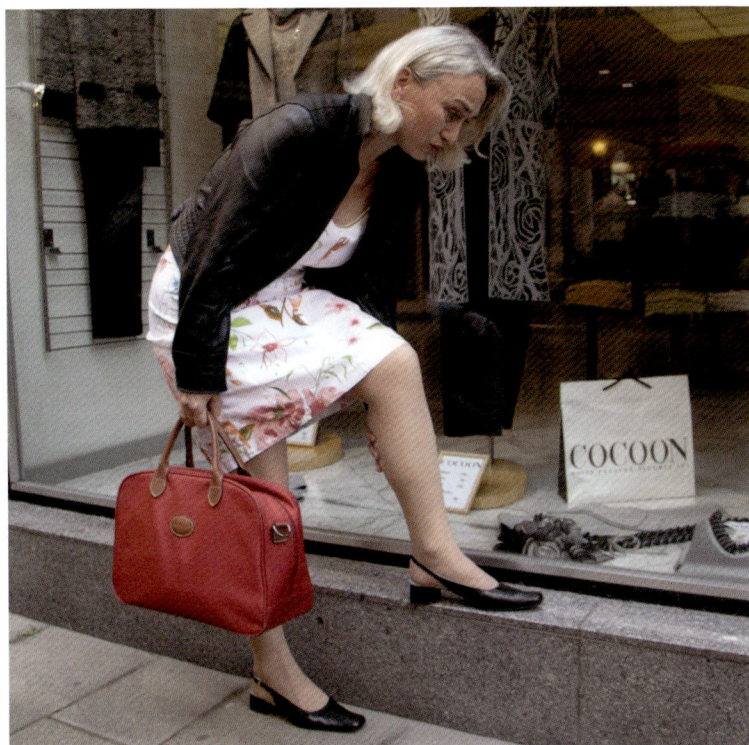

Bei Zuckerkranken sind häufig die Blutgefäße im Unterschenkel verändert

→ Was kann man tun?

Vorbeugend ist eine möglichst gute Kontrolle aller Risikofaktoren wichtig. Zusätzlich kann der Arzt den Knöchel-Arm-Blutdruck-Index messen bzw. die Durchblutung an den großen Gefäßen des Vorfußes überprüfen.

Wenn eine symptomatische PAVK vorliegt, gibt es die Möglichkeit, die verschlossenen Gefäße ähnlich wie am Herzen durch Dehnung wieder zu öffnen. Manchmal ist eine Bypassoperation sinnvoll, bei der eine „Umleitung" um das kranke Gefäß gelegt wird und so das Blut wieder fließen kann.

Betroffene selbst können durch Gehtraining eine Besserung erzielen. Das bedeutet, man geht gezielt in den Schmerz hinein, so lange man es aushält. Erst dann macht man eine Pause. Nach kurzer Erholung geht man wieder bis kurz über die Schmerzgrenze. Jede dieser Schmerzepisoden regt nämlich die Bildung neuer Blutgefäße an.

Der diabetische Fuß

Der diabetische Fuß ist eine besonders gefürchtete Folgeer-krankung, da letztlich oft eine Amputation unumgänglich ist. Im Laufe einer Diabeteskarriere entwickeln bis zu 25% aller Patienten einen diabetischen Fuß. Dies ist in Industrienatio-nen der häufigste Grund für nicht verletzungsbedingte Ampu-tationen.

→ Wie kommt es dazu?

Beim diabetischen Fuß handelt es sich um eine Komplikation, die aus Neuropathie (Nervenschädigung) und PAVK (Ver-schluss der Beinarterien) entsteht:

> → 50% aller diabetischen Fußprobleme sind rein neuropa-thisch.
> → 25% sind eine Mischung aus Neuropathie und PAVK.
> → 25% entstehen nur aus einer PAVK.

Zum einen werden die feinen Nervenenden an den Füßen durch den erhöhten Blutzucker geschädigt. Die Folge: Die Schmerzempfindung geht verloren und der Betroffene nimmt

kleine Verletzungen nicht mehr wahr. Diese können sich dann
zu einem Geschwür entwickeln. Zum anderen sind die vom Zucker geschädigten Blutgefäße schlechter durchblutet, sodass
die Wundheilung gestört ist und das Geschwür schlecht heilt.
Beim Diabetiker mit Neuropathie können auch Fußfehlstel-
lungen, die zu einseitiger Belastung und zur Entwicklung von
Hornhautschwielen führen, gefährlich werden. Denn in diese
Schwielen kann es von innen hineinbluten. Auch daraus kann
sich ein Geschwür entwickeln.

Da beim Diabetiker die Wundheilung durch die Schädigung der
Blutgefäße und die Unterversorgung mit Sauerstoff gestört ist,
bleiben diese Wunden „offen" und können letztlich sogar eine
Infektion am Knochen hervorrufen. Hier bleibt als letzte Möglichkeit dann oft nur noch die Amputation.

→ Was spürt man?

Leider nichts, wenn die Nervenenden bereits geschädigt sind.
Und genau das ist so gefährlich!

→ Was kann man tun?

→ Herausfinden, ob man eine Neuropathie hat (Tests beim
Hausarzt). Falls ja, muss man regelmäßig selbst die Füße
kontrollieren und die Fußsohlen im Spiegel auf Schwielen,
Risse etc. untersuchen. Wenn etwas nicht in Ordnung ist,
sofort zum Hausarzt bzw. weiter zum Orthopäden!

→ Ein orthopädischer Schuster kann anfangs mit einfachen
Maßnahmen zur Entlastung des Fußes beitragen und damit gefährliche Schwielen etc. verhindern helfen. Die
Maßnahmen reichen von orthopädischen Spezialeinlagen
für Straßenschuhe bis hin zu orthopädischen Maßschu-
hen.

→ Entdeckt man bei der regelmäßigen Selbstkontrolle der Füße ein Loch im Fuß, so ist bereits ein Geschwür (Ulkus) vorhanden. In diesem Fall muss umgehend eine diabetische Fußambulanz aufgesucht werden! Adressen finden Sie auf der Homepage der Österreichischen Diabetes Gesellschaft *(www.oedg.org).*

→ Unbedingt einmal im Jahr die Füße vom Arzt kontrollieren lassen!

Kontrollieren Sie im Spiegel Ihre Fußsohlen!

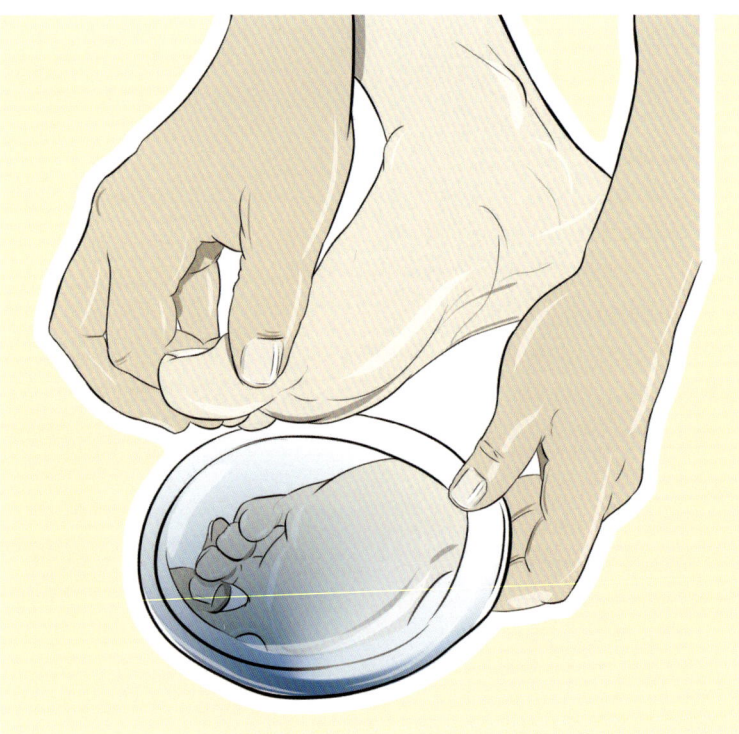

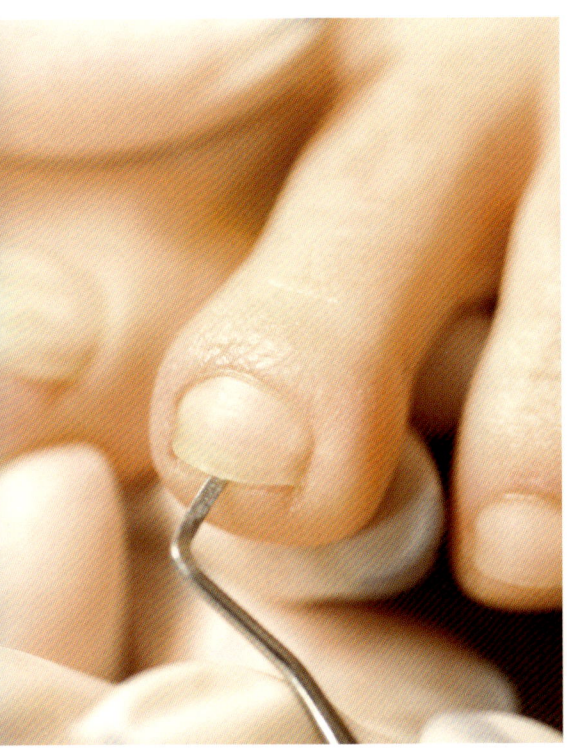 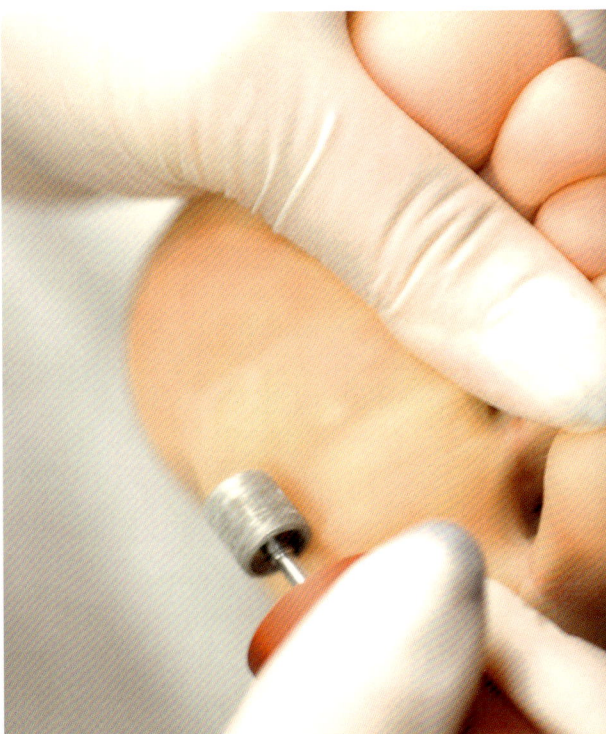

Lassen Sie nur medizinische Fußpfleger, die für Diabetes geschult sind, an Ihre Füße

→ Richtige Fußpflege: Da aufgrund der fehlenden Empfindung hohe Verletzungsgefahr besteht, sollten Sie die Fußpflege besser einem professionellen Fußpfleger mit spezieller Zusatzqualifikation für Diabetiker überlassen. Denn nicht jeder medizinische Fußpfleger ist für die spezielle Situation des Diabetikers geschult.

Wenn Sie die Fußpflege trotzdem selbst übernehmen wollen, müssen Sie unbedingt darauf achten, dass Sie sich nicht verletzen. Nägel nicht rund, sondern gerade schneiden, um zu verhindern, dass sie einwachsen. Für Hornhaut nur Bimsstein und keine scharfen Gegenstände verwenden.

Sexualstörungen treten bei Zuckerkranken häufiger auf

Erektile Dysfunktion (ED)

ED ist ein Problem der Nerven und der Blutgefäße im Schwell-körper des Penis und einerseits auf eine Gefäßschädigung und mangelnde Durchblutung zurückzuführen, andererseits auf die Schädigung der Nervenenden durch den Blutzucker. Daher tritt diese Störung beim Diabetiker häufiger auf als beim Nicht-Diabetiker.

Die Störung muss unbedingt vor jeder Therapie urologisch ab-geklärt werden. Medikamente gegen ED (PDE-5-Hemmer) sind allerdings nicht für jeden geeignet. Besteht nämlich gleichzei-tig eine koronare Herzkrankheit wie Angina Pectoris und nimmt der Betroffene Nitrate, so ist die Einnahme von PDE-5-Hemmern extrem gefährlich.

Depressionen

Menschen mit Diabetes haben im Vergleich zur Allgemeinbe-völkerung ein etwa doppelt so hohes Risiko, an einer Depression zu erkranken – unabhängig davon, ob jemand an Typ-1- oder Typ-2-Diabetes leidet. Das Fatale daran: Die Depression hat auch einen negativen Einfluss auf die Diabeteserkrankung, sowohl in Bezug auf das Therapieverhalten und die Blutzucker-einstellung als auch auf die langfristige Prognose. Denn wer zusätzlich unter einem Stimmungstief leidet, setzt medizini-sche Empfehlungen und gesundheitsfördernde Maßnahmen nicht immer optimal um. Daher entwickeln sich öfter Kompli-kationen und auch das Risiko, an Diabetes zu sterben, ist er-höht.

Man nimmt an, dass hier mehrere Faktoren – genetische, bio-logische, psychische und soziale (z.B. Ängste vor Autonomie- und Kontrollverlust) – eine Rolle spielen und sich wechselseitig beeinflussen. Von besonderer Bedeutung bei der Entstehung einer Depression ist bei Diabetikern sicher die Belastung durch die Erkrankung. Viele Betroffene tun sich sehr schwer, mit den diabetischen Komplikationen fertigzuwerden; oft kommt es auch zu beruflichen Problemen.

→ Wie erkennt man eine Depression?

Einige Fragen können helfen, herauszufinden, ob tatsächlich eine Depression vorliegt:

- → Haben Sie sich in letzter Zeit niedergeschlagen gefühlt?
- → Sind Sie mit den Anforderungen im Alltag nicht zurechtgekommen?
- → Konnten Sie das Leben weniger genießen als sonst?
- → Konnten Sie sich weniger über Dinge freuen, über die Sie sich normalerweise freuen würden?
- → Haben Sie sich in letzter Zeit immer wieder energielos gefühlt?
- → Sind Sie häufiger unruhig und nervös?
- → Haben Sie weniger geschlafen?
- → Hat sich Ihr Appetit verändert?

Sollten Sie den Verdacht haben, dass Ihr Diabetes von einer Depression begleitet ist, so ist es wichtig, dies bei einem Facharzt für Psychiatrie abklären zu lassen, der dann auch eine entsprechende Behandlung einleiten wird. Meist besteht diese Therapie aus einer Kombination aus Medikamenten und Psychotherapie.

Wenn zum Diabetes Depressionen hinzukommen, suchen Sie einen Facharzt für Psychotherapie auf!

So kann man Folgeschäden generell vorbeugen:

→ möglichst gute Kontrolle der Risikofaktoren und Erreichen der Therapieziele
→ regelmäßige Vorsorgeuntersuchungen

Abhängig von der Ausgangssituation:
→ einmal im Jahr Fußkontrolle
→ einmal im Jahr Augenkontrolle
→ einmal im Jahr Harn-/Eiweißkontrolle

→ **Um individuelle Zielwerte einzustellen bzw. diese zu kontrollieren, sollten folgende Werte regelmäßig überprüft werden:**
→ Blutdruck
→ Blutfettwerte
→ HbA_{1c}

Wichtig: Als Betroffener müssen Sie selbst aktiv werden und alle diese Untersuchungen regelmäßig durchführen lassen!

Ihre Fragen – unsere Antworten

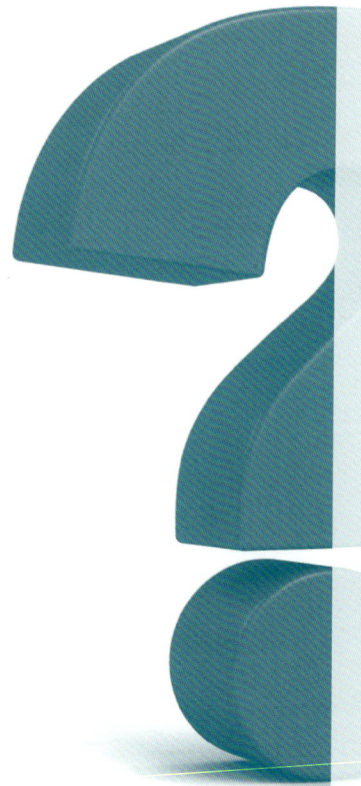

→ *Was macht die Zuckerkrankheit so gefährlich?*
Im Zuge der Behandlung können als Komplikation hin und wieder schwere Unterzuckerungen auftreten (Hypoglykämien), vor allem aber droht die Gefahr von gravierenden Folgeschäden, die sich erst Jahre nach Manifestation des Diabetes bemerkbar machen. Denn der Zucker im Blut schädigt im Laufe der Zeit die Blutgefäße und kann somit zu schweren Gefäßerkrankungen führen.

→ *Welche Folgeerkrankungen können auftreten?*
Schädigung der kleinen Blutgefäße (Augenerkrankungen, Nierenerkrankungen und Neuropathien), Schädigung der großen Blutgefäße (alle Erkrankungen, die auf Atherosklerose zurückzuführen sind, wie Schlaganfall, koronare Herzerkrankungen oder „Schaufensterkrankheit"), diabetischer Fuß, erektile Dysfunktion und Depression

→ *Kann man Folgeschäden eines Diabetes verhindern?*
Ja und nein. Einerseits ist das Auftreten von Folgeschäden abhängig von einer vererbten Widerstandsfähigkeit und der Dauer der Erkrankung, andererseits von gut beeinflussbaren Risikofaktoren. So lässt sich beispielsweise mit guter Blutzuckereinstellung, guter Blutdruckeinstellung, regelmäßiger ärztlicher Betreuung und konsequenter Anwendung der Medikamente sowie der Umsetzung der empfohlenen Lebensstilmaßnahmen die Gefahr für Folgeschäden zumindest deutlich reduzieren.

Alltag

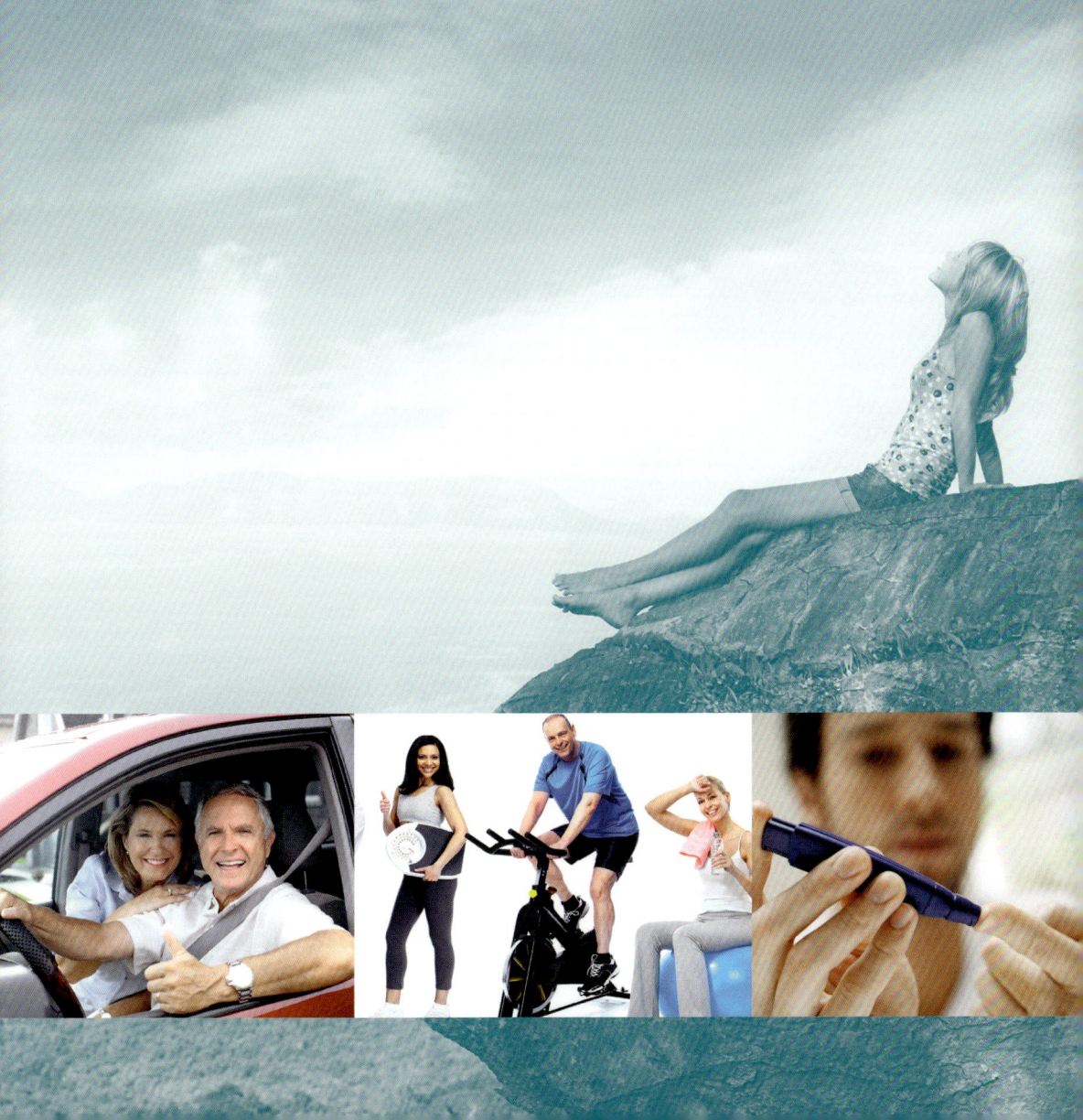

KAPITEL 9

Leben mit der Zuckerkrankheit

In den vorangegangenen Kapiteln haben Sie viel über Ihre Krankheit, deren Behandlung und Ihre eigene wichtige Rolle dabei erfahren. Trotz allen Wissens und aller Erfahrung bleibt Diabetes aber meist eine Herausforderung für das tägliche Leben. Es tauchen Fragen auf wie: „Muss ich meinem Arbeitgeber Bescheid sagen?", „Kann ich gekündigt werden?", „Kann man mir meinen Führerschein wegnehmen?", „Was muss ich bei Reisen beachten?"

In diesem Kapitel erhalten Sie Antwort auf Fragen, die den Alltag betreffen – damit das tägliche (Arbeits-)Leben so angenehm und problemlos wie möglich abläuft.

Nie mehr unbeschwert leben?

Der erste Schock

„Sie sind zuckerkrank!" – Dieser Satz Ihres Arztes hat Sie zunächst möglicherweise in Angst und Schrecken versetzt. Vielleicht waren Ihre ersten Gedanken,

> *... dass Sie nie mehr unbeschwert und „normal" leben können?*
>
> *... dass die Furcht vor den gefährlichen Folgeerkrankungen Ihr ständiger Begleiter sein wird?*
>
> *... dass eines Tages das Spritzen von Insulin Ihre Lebensqualität beeinträchtigen wird?*

Natürlich ist es nicht einfach, mit der Diagnose einer chronischen Krankheit umzugehen und die Erkrankung als Teil des eigenen Seins anzunehmen. Doch Sie werden sehen: Es ist sehr gut möglich!

Ja, Sie werden nicht mehr so „unbeschwert" leben, wenn Sie damit ein gedankenloses Dahintreiben meinen, ohne auf die Bedürfnisse Ihres Körpers zu achten! Aber ist es nicht etwas äußerst Positives, sich des eigenen Körpers bewusst zu werden und ab sofort Bewegung, gesunde Ernährung und andere Verhaltensweisen, die Ihnen rundum gut tun, in Ihr Leben zu integrieren? Wenn Sie die in diesem Buch empfohlenen Maß-

nahmen umsetzen, leben Sie als Diabetiker vermutlich wesentlich gesünder und haben eine höhere Lebensqualität als
so mancher Nicht-Diabetiker, der meint, einen vernünftigen
Lebensstil „nicht notwendig" zu haben.

Mit optimaler Blutzuckereinstellung und guter Behandlung aller Risikofaktoren sowie Ihrer aktiven Mitarbeit lässt sich auch
die Gefahr für Folgeerkrankungen stark reduzieren.

Im Übrigen können Sie als Diabetiker Sport betreiben, Spaß
mit Freunden haben, im Beruf erfolgreich sein ... Zahllose Pro-
minente haben dies schon vorgelebt: von erfolgreichen Top-
sportlern über berühmte Sänger wie Johnny Cash oder Elvis
Presley bis hin zu Politikern wie Michail Gorbatschow.

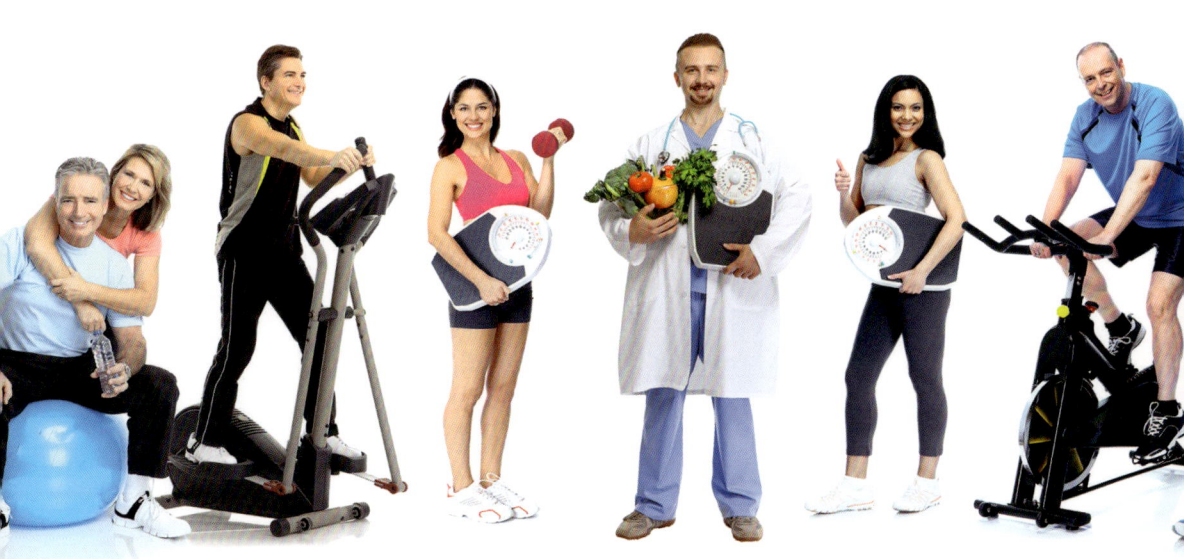

Zuckerkrank im Beruf

Plötzlich sind Sie zuckerkrank und machen sich Sorgen, wie es im Beruf weitergehen soll und ob Ihr Arbeitgeber Sie kündigen wird?

Zunächst einmal: Diabetes ist kein Kündigungsgrund! Daher müssen Sie bei einem bestehenden Dienstverhältnis Ihren Vorgesetzten auch nur dann über Ihre Krankheit informieren, wenn diese Einfluss auf Ihre Arbeit haben kann. Können Sie trotz Zuckerkrankheit Ihre Arbeit voll erbringen und besteht keine Gefahr für Sie selbst oder andere durch Unterzuckerung, so ist es nicht notwendig, Ihre Krankheit anzusprechen.

Allerdings erleichtert es Ihren Berufsalltag, wenn die Kollegen Bescheid wissen. Einerseits, wenn es um Hilfestellung bei einer eventuellen Unterzuckerung geht und die Kollegen wissen, was sie tun müssen, andererseits auch beim Spritzen von Insulin. Hier kann manches Missverständnis, das durch heimliches Spritzen entsteht, von vornherein ausgeräumt werden.

Spezielle Auflagen hinsichtlich des Berufes können existieren, wenn es durch eine plötzlich auftretende Unterzuckerung zur Selbst- oder Fremdgefährdung kommen kann. Das ist der Fall, wenn Sie beispielsweise als Dachdecker arbeiten, gefährliche Maschinen bedienen oder ein öffentliches Verkehrsmittel lenken.

Müssen Sie die Krankheit angeben, wenn Sie sich um eine neue Arbeitsstelle bewerben? Grundsätzlich darf der Arbeitgeber bei Einstellungsgesprächen nur dann Fragen zum Gesundheitszustand stellen, wenn für die Stelle bestimmte gesundheitliche Voraussetzungen erforderlich sind. In diesem Fall müssen Sie ehrlich antworten. Ansonsten ist die Frage des Dienstgebers nach einer Krankheit nicht zulässig.

Falls Sie durch Ihre Erkrankung tatsächlich behindert sind und ein Behinderungsgrad von mindestens 50% vorliegt, so besteht nach einer gewissen Dienstzeit ein erhöhter Kündigungsschutz. Nähere Auskünfte darüber erteilt das Sozialministerium unter *www.sozialministeriumservice.at*.

Unter bestimmten Umständen ist es auch möglich, beim Finanzamt *(www.bmf.gv.at)* gewisse Steuerfreibeträge zu beantragen. Anträge liegen in jedem Finanzamt auf.

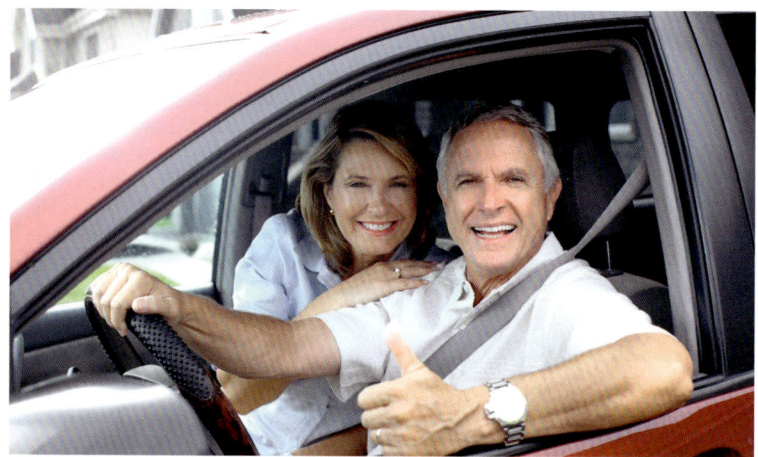

Diabetes und der Führerschein

Ein besonders heikles Thema. Denn der Verlust der Lenkerbe-rechtigung bedeutet für viele Menschen einen erheblichen Ein-schnitt in ihre persönliche Freiheit, Flexibilität und gewohnte Lebensqualität. Andererseits kann die Zuckerkrankheit die Fahrtauglichkeit beeinträchtigen und damit die eigene Sicher-heit und die anderer Personen gefährden.

Die Gefahr liegt vor allem in der Unterzuckerung (Hypoglykä-mie) sowie bei Patienten mit extrem schlecht eingestellten Werten. Aber auch Folgeschäden wie Sehbehinderungen stel-len ein Risiko im Straßenverkehr dar.

Nachfolgend finden Sie einen Überblick über die aktuelle (ver-schärfte) Gesetzeslage (Führerscheingesetz-Gesundheitsver-ordnung vom 15.7.2015), unter welchen Gegebenheiten der Führerschein für Diabetiker unbefristet erteilt oder belassen, befristet erteilt/belassen oder nicht erteilt/belassen wird.

Voraussetzung ist in jedem Fall eine befürwortende fachärztliche Stellungnahme, aus der hervorgeht, dass der Zuckerkranke die mit Hypoglykämie (Unterzuckerung) verbun-denen Risiken versteht und seinen Zustand angemessen be-herrscht.

→ Unbefristeter Führerschein

Patienten, die mit Medikamenten ohne Hypoglykämiegefahr behandelt werden, bekommen grundsätzlich einen unbefristeten Führerschein bzw. dürfen ihren behalten – vorausgesetzt, es liegen keine schweren Folgeschäden oder zusätzlichen Risikofaktoren vor.

Muss ich mich als Führerscheinbesitzer „outen", wenn ich zum Diabetiker werde? – Nein, rechtlich besteht von Ihrer Seite kein Handlungsbedarf!

Unterzuckerung und schlecht eingestellte Blutzuckerwerte können im Straßenverkehr zur Gefahr werden

→ Befristeter Führerschein

Bei einer Behandlung mit Acarbose, Metformin, Gliptinen, Glitazonen oder GLP-1-Analoga **und** zusätzlichen Risikofaktoren bzw. fehlender Therapietreue des Patienten (mangelnde Compliance) kann eine Befristung des Führerscheins auf höchstens 5 Jahre (für Fahrzeuge der Gruppe 1, wie z.B. Pkw oder Kombi) oder höchstens 3 Jahre (für Fahrzeuge der Gruppe 2) erforderlich sein.

Bei einer Behandlung mit Insulin oder bestimmten Medikamenten (orale Antidiabetika mit Hypoglykämierisiko – Sulfonylharnstoffe und Glinide) ist die Erteilung einer auf maximal 5 Jahre (Gruppe 1) bzw. auf maximal 3 Jahre (Gruppe 2) befristeten Lenkerberechtigung möglich.

Auflagen für die Erteilung eines befristeten Führerscheins:

→ Ärztliche Kontrolluntersuchungen und amtsärztliche Nachuntersuchungen

→ Erklärung des Lenkers, dass in den letzten 12 Monaten keine Unterzuckerung aufgetreten ist, die eine Hilfe durch eine andere Person erforderlich gemacht hat (schwere Hypoglykämie)

→ Es besteht keine Hypoglykämie-Wahrnehmungsstörung.

→ Der Lenker weist eine angemessene Überwachung der Krankheit durch regelmäßige Blutzuckertests nach (mindestens zweimal täglich sowie zu jenen Zeiten, in denen er ein Kraftfahrzeug lenkt).

→ Der Lenker zeigt, dass er die mit Unterzuckerung verbundenen Risiken versteht.

→ Es liegen keine anderen Komplikationen der Zuckerkrankheit vor, die das Lenken von Fahrzeugen ausschließen.

→ Keine Lenkerberechtigung erhalten ...

... Diabetespatienten, bei denen innerhalb von 12 Monaten zweimal eine schwere Hypoglykämie aufgetreten ist;
... Zuckerkranke, die unter Hypoglykämie-Wahrnehmungsstörungen (siehe *Seite 174)* leiden.

Ausnahme: Wenn durch geeignete Maßnahmen, Schulung, Therapieumstellung und Blutzuckerkontrollen Hypoglykämien vermieden werden.

Tipps rund ums Autofahren:

→ Vor Antritt einer Autofahrt sollten Sie den Blutzucker messen und protokollieren. Starten Sie nur mit einem guten Wert!

→ Bei konventioneller Insulintherapie sollten Sie zur Vermeidung von Unterzuckerung Mahlzeiten regelmäßig einhalten und eine Mahlzeit, die bald fällig ist, vorziehen. Spritzen Sie nie mehr Insulin oder essen Sie nie weniger als normalerweise, sonst besteht ebenfalls die Gefahr einer Hypoglykämie.

→ Bei Unterzuckerung oder Verdacht auf einen Hypo sollte die Fahrt nicht angetreten bzw. gegebenenfalls sofort unterbrochen werden!

→ Halten Sie immer gut erreichbar einen ausreichenden Vorrat an rasch verdaubaren (z.B. Traubenzucker) und langsam verdaulichen Kohlenhydraten (z.B. Butterkeks oder Knäckebrot) bereit.

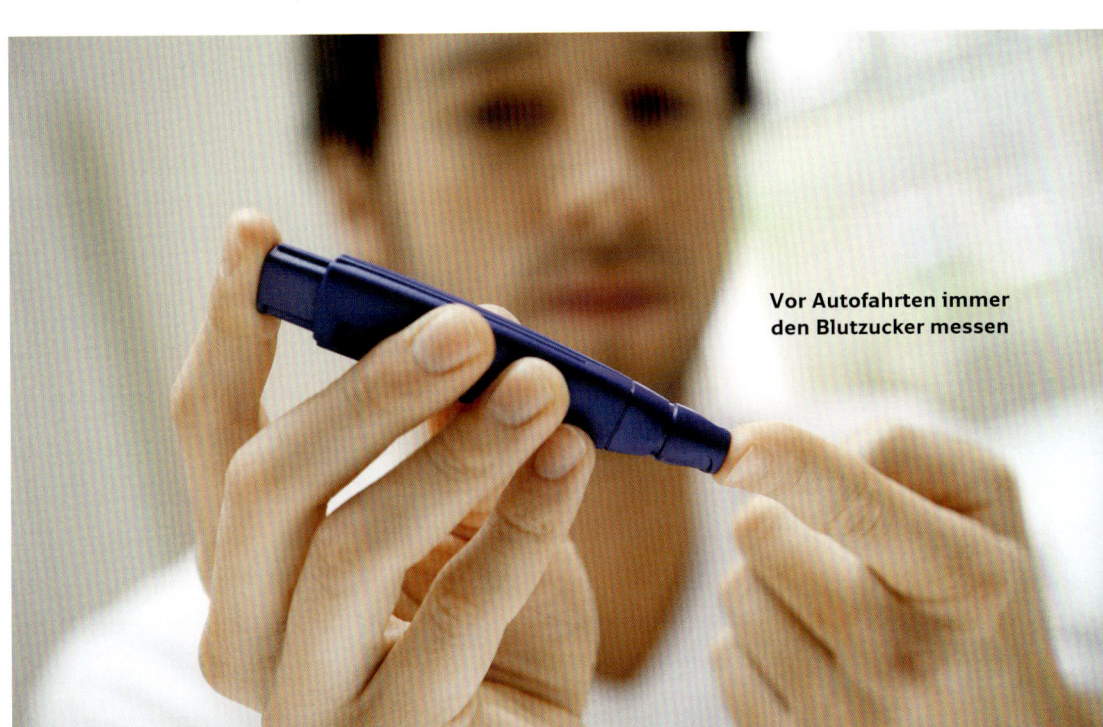

Vor Autofahrten immer den Blutzucker messen

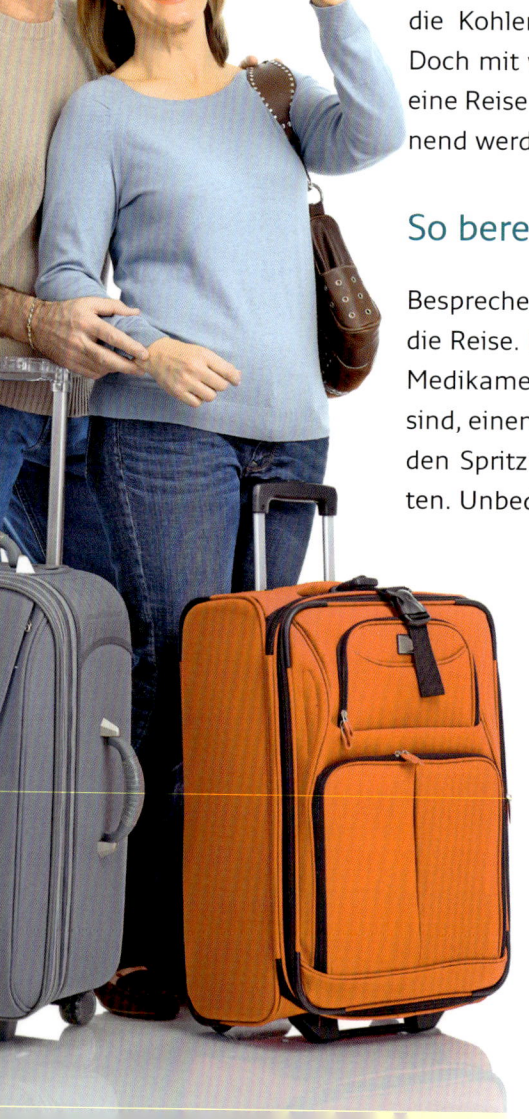

Reisen mit Diabetes

Endlich Urlaub! Eine Reise ist für Diabetiker allerdings nicht immer nur ein Grund zur Freude, sondern vor allem bei Fernreisen herrscht teilweise Verunsicherung. Schließlich ändert sich im Urlaubsland fast immer der Lebensrhythmus, Medikamente haben andere Namen, man kennt die Landessprache vielleicht nicht und tut sich mitunter auch mit den fremden Speisen schwer – vor allem dann, wenn man als insulinpflichtiger Diabetiker die Kohlenhydrate in Broteinheiten umrechnen muss. Doch mit wohlüberlegter gründlicher Vorbereitung kann eine Reise auch für Zuckerkranke erholsam und entspannend werden.

So bereiten Sie sich vor

Besprechen Sie zunächst mit Ihrem Arzt alles Nötige für die Reise. Lassen Sie sich eine ausreichende Menge Ihrer Medikamente verschreiben und, wenn Sie insulinpflichtig sind, einen Spritz-Ess-Plan erstellen. Bei Flugreisen ist für den Spritzrhythmus auch die Zeitumstellung zu beachten. Unbedingt den Arzt fragen!

*Bei guter Vorbereitung kann der Urlaub
unbeschwert genossen werden*

Außerdem sollten Sie sich ein ärztliches Attest ausstellen lassen (am besten mehrfach kopieren), welches belegt, dass Sie
Diabetiker sind. Für Flugreisen brauchen Sie auch eine Bestätigung für die Notwendigkeit der Mitnahme von Insulin,
Spritzen bzw. Pens im Flugzeug. Entsprechende Vordrucke,
auch für Notfall-Kärtchen (in verschiedenen Sprachen), finden
Sie auf der „Therapie Aktiv"-Webseite *www.therapie-aktiv.at.*
Sollten Sie spezielle Hilfe benötigen, müssen Sie dies schon
vorab bei der Fluggesellschaft bekannt geben. Ebenso die Be-
stellung eines Diabetikermenüs, falls dies notwendig ist.

Was kommt mit in den Urlaub?

→ Alle Medikamente, die Sie während des Urlaubs brauchen,
und zwar in doppelter Menge. Es kann immer etwas verloren
gehen. Nehmen Sie auch die Beipackzettel separat mit,
denn Ihr spezielles Medikament hat im fremden Land vielleicht einen anderen Namen. Wenn Sie jedoch die Inhalts-
und Wirkstoffe der Medikamente in einer Apotheke des
Gastlandes vorweisen können, so wird man das richtige Medikament für Sie finden.

**Wichtig bei Flugreisen: Alle Medikamente im Handge-
päck mitführen!**

Wichtige Medikamente unbedingt ins Handgepäck!

Schließlich können Sie nie darauf vertrauen, dass Ihr aufgegebenes Gepäck auch gleichzeitig mit Ihnen landet.

→ Blutzuckermessgerät, Messstreifen, Insulinspritzen, Pens etc.
→ Arztbrief mit aktueller Medikation
→ Wenn Sie Kohlenhydrate in Broteinheiten umrechnen müssen, ist auch die Mitnahme einer Broteinheiten-Austauschtabelle sinnvoll.
→ Notfall-Broteinheiten (z.B. Traubenzucker)
→ Spezielle Lebensmittel, die für Sie wichtig sind und die Sie im Urlaubsland vielleicht nicht bekommen
→ Diabetiker-Ausweis mit Notfallhinweisen in der Landessprache oder in Englisch
→ Als insulinpflichtiger Diabetiker sollten Sie Glukagon für den Fall einer schweren Unterzuckerung dabei haben. Machen Sie Ihren Reisepartner mit der Handhabung vertraut.
→ Liste von Diabeteszentren in der Nähe des Urlaubsortes
→ Eventuell für kurze Flugstrecken etwas Reiseproviant, weil auf Kurzflügen nicht immer Essen serviert wird

Verhalten am Urlaubsort

Erfragen Sie gleich nach der Ankunft im Hotel die örtlichen Notfallnummern.

Da man im Urlaub einen anderen Tagesrhythmus hat, sich die Mahlzeiten verschieben und man vielleicht auch hin und wieder Alkohol trinkt, sollten Sie häufiger als zu Hause den Blutzucker messen. Ein weiterer Grund für die höhere Messfrequenz im Urlaub: In heißen Ländern ist die Insulinwirkung beschleunigt, es steigt daher die Gefahr einer Unterzuckerung. Bei kühleren Temperaturen ist die Insulinwirkung hingegen verlangsamt.

Wenn Sie anstrengende Touren unternehmen, dann möglichst in Begleitung. Instruieren Sie Ihren Begleiter, was im Notfall zu tun ist.

Diabetiker, die unter Neuropathie leiden, müssen bei langen Wanderungen oder Spaziergängen am Strand (nicht barfuß!) besonders auf ihre Füße achten.

Die leidige Zeitverschiebung

Je nach Flugdauer und Flugrichtung muss gemeinsam mit Ihrem Arzt/Diabetesberater ein individueller Plan für Ihre Insulinzufuhr erstellt werden. Hier ein paar grobe Richtlinien:

Flüge Richtung Westen:

Hier verlängert sich der Tag und es kann zu einem Insulinmangel kommen. So sollten Sie vorgehen:

→ bis zur Abreise Insulin wie gewohnt spritzen

→ auf der Reise den zusätzlichen Insulinbedarf mit Normalinsulin ausgleichen; die Menge ist abhängig vom Blutzuckerwert und der BE-Zufuhr.

Flüge Richtung Osten:

Auf dieser Reise verkürzt sich der Tag für Sie und dadurch kommt es zu einem Insulinüberschuss. So sollten Sie vorgehen:

→ Die Dosis um ein Viertel bis die Hälfte der gewohnten Menge reduzieren. Als Alternative ist es auch möglich, nach einer normalen Dosis die nächste nach hinten zu verschieben und danach wie gewohnt mit der normalen Dosis fortfahren.

→ Zur Korrektur spritzt man pro geplanter BE oder pro 50 mg/dl über dem Blutzucker-Zielbereich durchschnittlich zusätzlich ein bis zwei Einheiten schnell wirksamen Insulins.

→ Neuerliches „Nachspritzen" zur Korrektur sollte je nach Insulinpräparat frühestens nach 2–3 Stunden (Humalog®/ NovoRapid®) erfolgen bzw. erst nach 4–6 Stunden (bei Verwendung von Normalinsulin wie z.B. Novo Actrapid®, Lilly Normal®, Insuman Rapid®). So wird eine Unterzuckerung durch Insulinüberschuss vermieden.

So lagern Sie Ihr Insulin

Schützen Sie Ihre mitgenommenen Insulinvorräte vor Sonneneinstrahlung, Hitze und Frost. Für die Langzeitlagerung sind Temperaturen zwischen plus 4 Grad Celsius und plus 10 Grad Celsius ideal. Geben Sie das Insulin zum Kühlen jedoch nie dem Hotelpersonal, womöglich wird es aus Unwissenheit eingefroren. Sorgen Sie selbst im Kühlschrank und mit Kühltaschen für die richtige Lagerung.

Bei Temperaturen von mehr als 30 Grad wickeln Sie Ihr Insulin in ein feuchtes Tuch und verstauen dieses „Paket" in einer Kühltasche (nicht direkt auf einem Kühlakku!) oder geben Sie es in eine Stahl-Thermoskanne.

In Gebrauch befindliche Insulinpatronen können bei Temperaturen unter 25 Grad vier Wochen lang benutzt werden. Danach muss man sie austauschen.

Blutzuckermessen bei jedem Klima

Bei extrem hoher Luftfeuchtigkeit ist es besonders wichtig, die Teststreifenröhrchen nach der Entnahme des Streifens sofort wieder gut zu verschließen.

Teststreifen müssen sowohl vor zu großer Hitze als auch vor Kälte geschützt werden. Im Winter in Körpernähe aufbewahren. Als Hitzeschutz für Teststreifen, Blutzuckermessgerät und Pen eignen sich kleine Isoliertaschen.

Ein Tipp für den Skiurlaub: Da bei Minusgraden ein Blutzuckermessgerät nicht funktioniert, sollten Sie es während der Messung im Anorak vor der Kälte schützen.

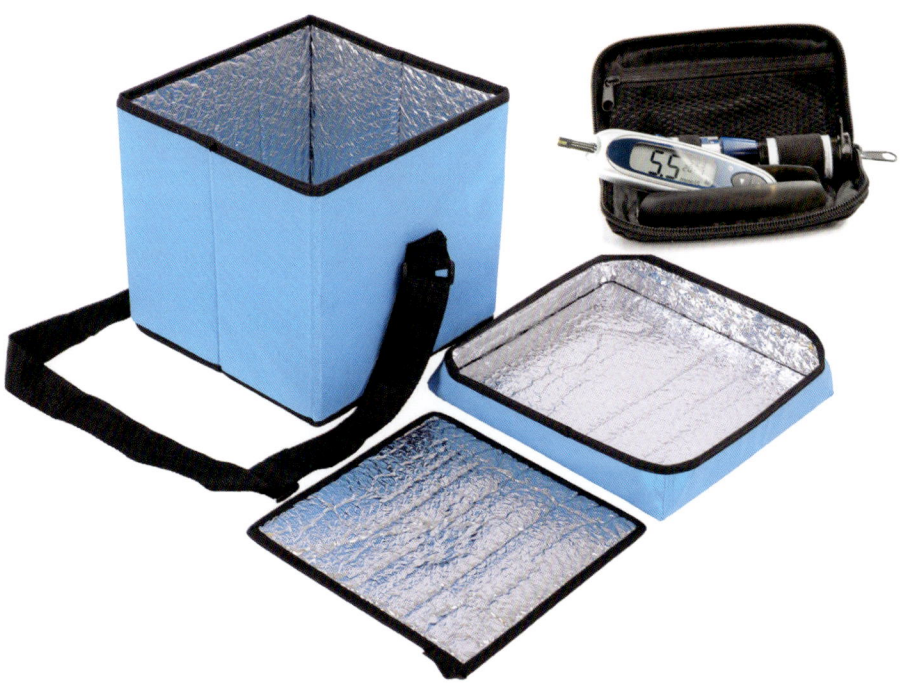

Ihre Fragen – unsere Antworten

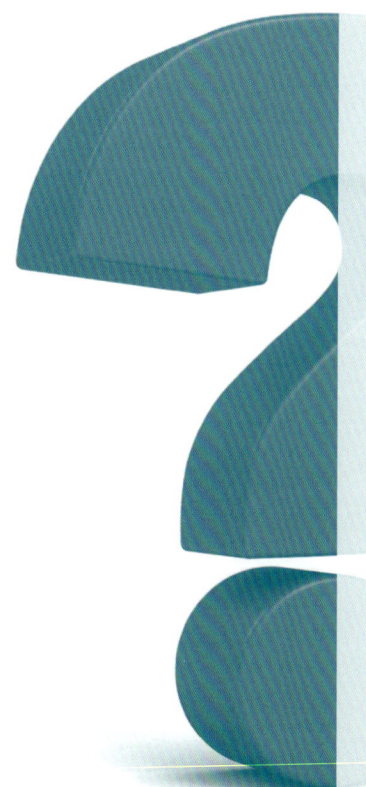

→ *Ist Diabetes ein Kündigungsgrund?*
Nein. Es sei denn, beim Einstellungsgespräch für eine Arbeit, für die Sie als Diabetiker nicht die nötigen gesundheitlichen Voraussetzungen mitbringen, haben Sie auf Nachfragen Ihre Krankheit verschwiegen. Dann würde „Vertrauensunwürdigkeit" vorliegen.

→ *Muss ich meinen Dienstgeber von der Krankheit informieren?*
Bei einem bestehenden Dienstverhältnis ist das nicht erforderlich, sofern die Krankheit keinen Einfluss auf Ihre Arbeit hat.

→ *Habe ich als Diabetiker Kündigungsschutz?*
Falls durch die Krankheit ein Behinderungsgrad von mindestens 50% vorliegt, besteht nach einer gewissen Dienstzeit erhöhter Kündigungsschutz.

→ *Wird in Zukunft für alle Diabetiker der Führerschein befristet?*
Nach der aktuellen Gesetzeslage haben Patienten, die mit Medikamenten ohne Unterzuckerungsgefahr behandelt werden und
weder schwere Folgeerkrankungen noch zusätzliche Risikofaktoren aufweisen, nach wie vor Anspruch auf einen unbefristeten
Führerschein.
Eine Befristung der Lenkerberechtigung ist möglich bei zusätzlichen Risikofaktoren sowie bei Behandlung mit Medikamenten,
die eine Unterzuckerung hervorrufen.

→ *Darf ich als insulinpflichtiger Diabetiker eine Fernreise*
unternehmen?
Ja. Allerdings sind penible Vorbereitungen, die Mitnahme aller
Medikamente sowie die Beachtung des Klimawechsels und der
Zeitverschiebung notwendig.

Wissenswertes/ Nützliche Informationen

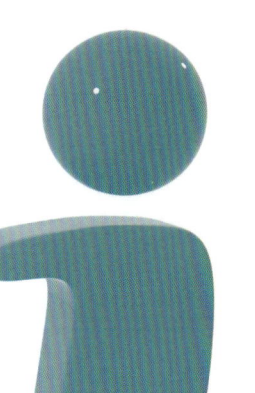
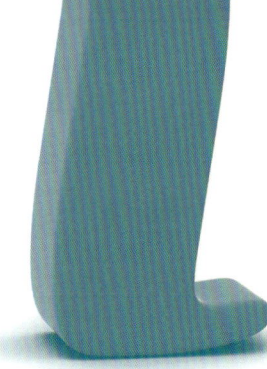

Wo Sie Hilfe finden

Erster Ansprechpartner für die Diagnose und Behandlung von Diabetes ist Ihr Hausarzt. Er wird Sie bei Bedarf an einen Spezialisten für eine fachspezifische Untersuchung überweisen.

→ So ist für die Abklärung von Augenschäden der Facharzt für Augenheilkunde zuständig.

→ Ist ein EKG zur Abklärung eines Herzproblems notwendig, macht dies der Facharzt für Innere Medizin.

→ Eine Ultraschalluntersuchung der Halsgefäße zur Abklärung einer Atherosklerose wird vom Radiologen, Neurologen oder Internisten vorgenommen.

→ Zur Einleitung einer Insulintherapie oder bei Komplikationen stehen Diabeteszentren zur Verfügung.

→ Schulungen werden von „Therapie Aktiv"-Ärzten, in Krankenhäusern sowie in Rehabilitationszentren durchgeführt.

→ Ansprechpartner für soziale und finanzielle Fragen sind z.B. das Sozialministeriumservice, das Bundesministerium für Finanzen sowie das Bundesministerium für Arbeit, Soziales und Konsumentenschutz.

→ Wer sich mit anderen Betroffenen austauschen und laufend aktuelle Informationen erhalten möchte, kann eine Selbsthilfegruppe aufsuchen.

Es würde den Rahmen dieses Buches sprengen, die Adressen aller Ansprechpartner anzuführen. Zudem ändern sich sowohl Ansprechpartner als auch Kontaktdaten immer wieder. Um Sie auf dem aktuellen Stand zu halten und Ihnen einen vollständigen Überblick zu geben, haben wir einen eigenen Link eingerichtet, unter dem Sie – laufend aktualisiert – alle Adressen und Telefonnummern finden:

http://www.hauptverband.at/Buchreihe-Diabetes

Glossar: Was bedeutet was?

Autoimmunerkrankung:
Abwehrzellen greifen körpereigene Strukturen an.

Betazellen:
Insulin produzierende Zellen in den Langerhans'schen Inseln der Bauchspeicheldrüse

Broteinheiten (BE):
Maßeinheit, die angibt, in welcher Lebensmittelmenge 12 Gramm Kohlenhydrate enthalten sind; nur relevant für mit Insulin behandelte Patienten

Fruktose:
Fruchtzucker; bietet für Diabetiker keinen Vorteil gegenüber Haushaltszucker

Genetische Disposition:
Ererbte Anfälligkeit für eine Krankheit

Glukagon:
Wird in den Alphazellen der Bauchspeicheldrüse produziert und stellt einen Gegenspieler zum Insulin dar

Glukose:
Einfachzucker, der aus einem Molekül besteht. Alle anderen Zucker werden durch die Verdauung in Einfachzucker zerlegt. Wichtigster Energielieferant für Gehirn und Skelettmuskulatur.

Glukosetoleranzstörung:
Blutzucker kann nicht abgebaut werden.

Glykogen:
In der Leber und in den Muskeln gespeicherte Glukose

Hämoglobin:
Eisenhaltiger roter Blutfarbstoff in den roten Blutkörperchen (Erythrozyten). Durch langfristig erhöhte Blutzuckerspiegel kommt es zu einer chemischen Reaktion des roten Blutfarbstoffs mit dem Blutzucker. Daraus entsteht Glykohämoglobin (HbA_{1c}), das sich im Labor nachweisen lässt.

HbA_{1c}:
Mittlerer Blutzuckerwert der vergangenen Wochen; wichtiger Parameter in der Verlaufskontrolle eines Diabetes

HDL-Cholesterin (High Density Lipoprotein Cholesterol):
Bringt nicht benötigtes Cholesterin aus dem Blut und dem Gewebe in die Leber zurück, wo es in Gallensäure umgewandelt und über den Darm ausgeschieden wird. Je höher das HDL ist, umso besser, weil es die ungünstige Wirkung des LDL ausgleicht.

Hyperglykämie:
Überangebot von Zucker im Blut

Hypoglykämie:
Unterzuckerung. Der Blutzuckerspiegel sinkt bei Diabetikern zum Teil drastisch ab.

Insulin:
Hormon (Botenstoff), das in der Bauchspeicheldrüse erzeugt wird und für den Transport der Glukose aus dem Blut sorgt

LDL-Cholesterin (Low Density Lipoprotein Cholesterol):
Transportiert das Cholesterin von der Leber über das Blut zu den Organen. Überschreitet das Angebot die Nachfrage aus dem Gewebe, so lagert sich das überschüssige LDL-Cholesterin an der Gefäßwand ab. Daher auch als „schlechtes" Cholesterin bekannt.

Makrovaskuläre Erkrankungen:
Erkrankungen der großen Blutgefäße

Metabolisches Syndrom:
Kombination aus mehreren Risikofaktoren (Bluthochdruck, Fettstoffwechselstörung, großer Bauchumfang, erhöhter Blutzucker), die der Manifestation eines Diabetes vorausgeht

Mikrovaskuläre Erkrankungen:
Erkrankungen der kleinen Blutgefäße

Prädiabetes:
Vorstufe der Zuckerkrankheit

Rezeptor:
Andockstelle

Viszerales Fett:
Bauchfett, das sich zwischen den Darmschlingen anlagert und Entzündungsprozesse fördert, einen Risikofaktor für Diabetes darstellt und Blutgefäße schädigt